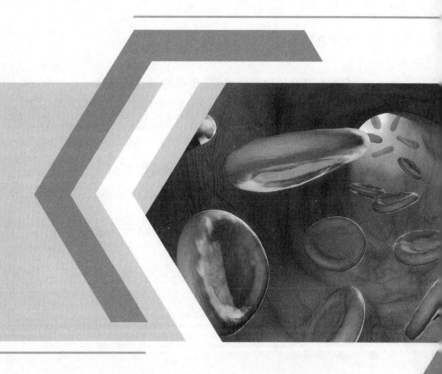

实用血液净化
技术与研究

蔡新利◎编

四川科学技术出版社

图书在版编目（CIP）数据

实用血液净化技术与研究 / 蔡新利编 . -- 成都：
四川科学技术出版社，2023.8（2024.7 重印）
ISBN 978-7-5727-1120-6

Ⅰ . ①实… Ⅱ . ①蔡… Ⅲ . ①血液透析 Ⅳ .
① R459.5

中国国家版本馆 CIP 数据核字（2023）第 166780 号

实用血液净化技术与研究
SHIYONG XUEYE JINGHUA JISHU YU YANJIU

编　　者　蔡新利

出 品 人　程佳月
责任编辑　李　珉
助理编辑　刘倩枝
封面设计　星辰创意
责任出版　欧晓春
出版发行　四川科学技术出版社

　　　　　成都市锦江区三色路 238 号　邮政编码 610023

　　　　　官方微博 http://weibo.com/sckjcbs

　　　　　官方微信公众号 sckjcbs

　　　　　传真 028-86361756

成品尺寸　185 mm × 260 mm
印　　张　5.75
字　　数　115 千
印　　刷　三河市嵩川印刷有限公司
版　　次　2023 年 8 月第 1 版
印　　次　2024 年 7 月第 2 次印刷
定　　价　58.00 元
ISBN 978-7-5727-1120-6

邮　　购：成都市锦江区三色路 238 号新华之星 A 座 25 层　邮政编码：610023
电　　话：028-86361770

前　言

  血液净化概念的提出至今已有一百多年的历史。血液净化是指把患者的血液引出体外，并通过净化装置，除去某些致病物质或异常成分，然后将净化后的血液输回身体，达到疾病治疗目的的过程。血液净化现已逐步发展出一系列具有不同特点和适应证的治疗模式，目前已经得到广泛应用，成为临床治疗领域不可或缺的一项治疗手段，并且有望继续发展。血液净化目前仍是一门年轻的学科，属于一个进展较快的跨学科领域。在广大血液净化工作者的不懈努力下，血液净化相关的基础研究和临床研究均得到迅速发展，血液净化设备、技术、治疗模式不断更新，临床应用范围不断扩大，治疗效果不断提升。把握这一领域的整体理念，将有助于人们不断更新血液净化的相关知识，使血液净化技术能够更好地应用于临床，服务于患者。

  对于大多数患者而言，需要血液净化进行终身治疗。血液净化是一项专业性很强的技术，要达到理想的治疗效果，就需要从事血液净化的专业医务人员不断更新专业知识、熟练掌握操作技术，以及培养心理素质。当前血液净化学已经演变成为新的交叉学科，涉及生物学、医学、工程学、管理学等学科内容，随着各学科的发展和技术进步，其理论和技术都处于日新月异的发展之中。

  本书系统地介绍了血液净化的基本理论和现代概念，全面地阐明了血液净化新技术、新方法，内容包括血液透析技术、血管通路技术、特殊血液净化技术、腹膜透析技术。

  本书内容新颖，严谨规范，实用性强，对血液净化的临床实践有一定的指导作用，对于医务工作者处理相关问题具有一定的参考价值。

CONTENTS 目录

第一章　血液透析技术

第一节　血液透析概述

一、血液透析发展史

19世纪，苏格兰化学家Thomas Graham首先提出"透析"这一概念。1912年，美国约翰斯·霍普金斯大学医学院的John Abel及其同事第一次对活体动物进行弥散试验，次年展示了他们用火棉胶制成的管状透析器，并命名为人工肾。20世纪30年代后期，荷兰学者Kolff首先研制成功转鼓式人工肾，试用于治疗急性肾衰竭的患者，这是历史上首例利用人工肾成功救治肾衰竭患者的案例。在第二次世界大战期间，加拿大学者成功研制出第一台蠕管型人工肾。1960年，挪威学者Kiil在两块聚丙烯之间放置4层赛璐酚膜，研制成平板型透析器，从而促使人工肾得以发展和普及。1967年，Lipps把醋酯纤维拉成直径200 μm的空心纤维，把8 000 ~ 10 000根纤维装在一个硬壳内，这就是空心纤维透析器，它体积小，具有清除率高、除水能力强的优点。至今，透析器已有200多种类型，明显提高了血液透析（HD）的效果。

1960年，美国的Quinion、Dillard、Scribner等提出动静脉分流术，解决了血液透析患者的血管通路问题。1964年，醋酸盐透析液诞生，透析液的沉淀问题得以解决；同年又出现了透析浓缩液的配比稀释系统、血液与透析液监视系统，使人工肾日臻完善。随着电子技术的发展，各种监控系统均由电脑控制，人工肾变得更加简单、安全、可靠和准确。

我国的人工肾技术起步晚，20世纪60年代曾中断，70年代后期发展较快，此期TX-23、TX-24透析机及LX-1血液滤过机的成功研制，使我国的血液净化事业得到发展。20世纪80年代，中空纤维型透析器进入我国，使我国在透析器的生产上得到迅速发展。目前我国已生产出多种膜材料的透析器，如血仿膜、聚砜膜透析器，同时还生产了血浆分离器，标志着我国的透析器生产达到新的水平。20世纪80年代以来，我国各医院都引进了反渗水处理系统，使透析用水达到了国际透析标准。目前，我国已自行研制出良好的反渗水处理系统，使水质达到了国外的透析用水标准，为我国血液透析技术的发展提供了良好的设备基础。透析技术和设备的不断发展和完善也促进了血液净化技术的发展。目前，我国许多医疗单位不仅开展了维持性血液透析，还开展了血液透析滤过（HDF）、血液滤过（HF）、血液灌流、血浆置换、免疫吸附、连续性肾脏替代治疗、人工肝等血液净化技术，这说明我国的血液净化水平已迈进国际先进行列。

二、血液透析原理

透析是一种溶质通过透析膜与另一种溶质进行交换的过程。透析膜是一种半透膜，即一张布满许多小孔的薄膜，因膜的孔隙大小控制在一定范围内，使得膜两侧溶液中的水分子和小分子溶质可通过膜孔进行交换，但大分子溶质（如蛋白质）则不能通过。根据 Gibbs Donnan 膜平衡原理，透析膜两侧液体各自所含溶质浓度的梯度差及其他溶质所形成的不同渗透浓度可使溶质从浓度高的一侧通过透析膜向浓度低的一侧移动（弥散作用），而水分子则从渗透浓度低的一侧向浓度高的一侧渗透（渗透作用），最终达到动态平衡。当血液被引入透析器时，其中的代谢产物如尿素、肌酐及过多的电解质等便可通过透析膜弥散到透析液中，而透析液中碳酸氢根离子、葡萄糖、电解质等机体所需的物质被补充到血液中，从而达到清除体内代谢废物及纠正水、电解质紊乱和酸碱失衡的目的。

（一）弥散

任何溶质总是从浓度高的部位向浓度低的部位流动，这种依靠浓度梯度差进行的转运称为弥散。这是清除血液中有害溶质的主要机制。影响弥散的因素包括溶质浓度梯度、溶质的分子量、膜的阻力、透析时透析液和血液的流速等。

1. 溶质浓度梯度

弥散是分子的随机运动。分子不停地撞击透析膜，撞击的频率与分子的浓度有关，当分子撞击到透析膜上有足够大小的膜孔时，该分子便从膜的一侧流向另一侧。例如，某一溶质在血液中的浓度为 100 mmol/L，而在透析液中的浓度仅为 1 mmol/L，则血液中该溶质撞击膜的频率显然高于透析液中该溶质撞击膜的频率，于是此溶质便从血液弥散至透析液中。溶质浓度梯度差越大，跨膜转运的量也越大。

2. 溶质的分子量

溶质运动速度与其分子量和体积大小成反比，分子量越大，运动速度越低。小分子量溶质运动速度高，撞击膜的次数大于大分子量溶质，跨膜弥散的速率也高。分子量大的溶质运动速度低，与膜撞击的机会少，即使与膜孔大小相宜，该溶质也很难或完全不能通过透析膜。

3. 膜的阻力

膜的面积、厚度、结构、孔隙大小和电荷等决定膜的阻力。其中，膜两侧滞留的液体层可降低膜两侧溶质有效浓度梯度，增加膜的阻力，影响溶质的弥散。这种液体层的厚度受透析液和血液流速的影响，也受透析器设计的影响。

4. 透析液和血液的流速

增加透析液与血液的流速可最大限度地保持溶质浓度梯度差，降低滞留液体层的厚度，减少膜的阻力。一般情况下，当透析液的流速为血液流速的两倍时，最有利于血液中有害溶质的清除。血液透析时血液与透析液逆向流动，这样形成的浓度梯度最大；若血液与透析液同向流动，其清除率将减少 10%。

（二）超滤

液体在压力梯度作用下通过透析膜的运动称为超滤，也就是对流。这是溶质经透析膜转运的第二种机制。超滤的驱动力取决于透析膜两侧的静水压和渗透压所形成的梯度。水通过透析膜时，小分子溶质以与原溶液相同的浓度随水一起通过透析膜而被清除，大分子溶质保持不变。反映溶质在超滤时可被膜清除的指标是筛选系数，它是超滤液中某溶质的浓度除以其在血中浓度得到的数值。利用超滤清除溶质的效果主要由两个因素决定，即超滤率和膜对溶质的筛选系数。影响超滤的因素有：①膜的特性，包括膜的性质、温度、湿度。消毒可使膜孔皱缩。②血液成分，包括血浆蛋白浓度、血细胞比容及血液黏滞度。③液体动力学，包括膜表面的切变力或速度梯度。④温度，血液透析或血液滤过时的温度（在临床允许范围内）与超滤率呈线性关系。

（三）水分清除

血液透析或血液滤过治疗间隙潴留于体内的水分需在透析时被清除。透析时水分转运和清除的动力来源于透析膜两侧的渗透压梯度和静水压梯度。影响水分清除的因素如下。

1. 跨膜压

跨膜压（TMP），即膜两侧的压力差，指透析器内血液侧的正压和透析液侧的负压之和。透析器血液侧的压力为正压，为 50 ~ 100 mmHg[①]，如血流量很大或血流有阻塞时，压力可高达 250 mmHg；透析液侧的压力常为负压。跨膜压 ≥ 500 mmHg 时可出现破膜。

2. 透析器的超滤系数

超滤系数（KFU）可被定义为每小时在每毫米汞柱的跨膜压力下，液体通过透析膜的毫升数。超滤系数是衡量透析膜对水的通透性能的一项指标。透析器上标明的超滤系数是实验数值，而体内数值往往较实验数值低 5% ~ 30%。此外，血浆蛋白浓度和血细胞比容均可影响超滤，透析器部分凝血也影响超滤量。

三、血液透析的适应证及禁忌证

血液透析是一种安全有效的治疗技术，利用弥散、超滤和水分清除原理清除血液中的有害物质和过多水分，是常用的肾脏替代疗法之一，也可用于治疗药物或毒物中毒等。

患者是否需要血液透析治疗应由有资质的肾脏专科医师决定，但患者具有最终决定权。肾脏专科医师负责筛选患者、确定治疗方案等。

（一）适应证

（1）终末期肾病。终末期肾病透析指征：非糖尿病肾病肾小球滤过率（GFR）< 10 mL/（min·1.73 m²）；糖尿病肾病 GFR < 15 mL/（min·1.73 m²）。当有下列情况时，可酌情提前开始透析治疗：严重并发症，经药物治疗等不能有效控制者，如血容量过多（包括急性心力衰竭、顽固性高血压）、高钾血症、代谢性酸中毒、高磷血症、贫血，以及体重明显下降和营养状态恶化（尤其是伴有恶心、呕吐者）等。

（2）急性肾损伤。

（3）药物或毒物中毒。

（4）严重水、电解质和酸碱平衡紊乱。

（5）其他：如严重高热、低体温等。

（二）禁忌证

无绝对禁忌证，但下列情况应慎用。

---

① 1 mmHg ≈ 0.133 kPa。

（1）颅内出血或颅内压增高。

（2）药物难以纠正的严重休克。

（3）严重心肌病变并有难治性心力衰竭。

（4）活动性出血。

（5）精神障碍不能配合血液透析治疗。

第二节　血液透析护理操作及流程

血液透析护理技术的专业性、技术性很强，随着透析技术的不断发展，血液透析专业护理的技术培训日益受到重视。合理规范的护理操作将不断提高护士的工作水平，降低职业风险，加强护患、医护之间的沟通，提高护士的临床处理能力。

一、血液透析机使用前准备

现代血液透析机主要包括透析液供给系统、血液监护报警系统。在血液透析过程中，各种监护装置（包括操作人员对血液、透析液和患者的监视）及传感软件联合对血液透析各个环节进行监护和连续记录，保证整个透析系统及透析过程安全、持续地进行。在血液透析治疗前必须对透析机进行前冲洗和自检，以保证血液透析治疗的安全性和有效性。

（一）前冲洗

在患者接受血液透析前对血液透析机进行前冲洗，目的在于防止消毒液残留，防止透析液输送管道和排出道的污染。

方法：①打开总电源、稳定电源和水源，连接反渗机。②打开血液透析机电源。③打开血液透析机冲洗键，参照机器说明书规定的时间进行前冲洗。

（二）透析机自检

血液透析前，必须对透析机进行自检，为可靠、安全的临床治疗提供良好的基础。自检过程包含透析液供给系统、血循环控制系统和超滤控制系统的自检。透析液供给系统自检包括透析液的浓度、温度、流量、漏血探测、电导度等的自检。血循环控制系统自检包括动脉和静脉压力监测器、空气探测器、静脉夹、肝素泵等的自检。超滤控制系统自检包括跨膜压、超滤平衡腔、压力传感器等的自检。

血液透析机使用前准备流程见图1。

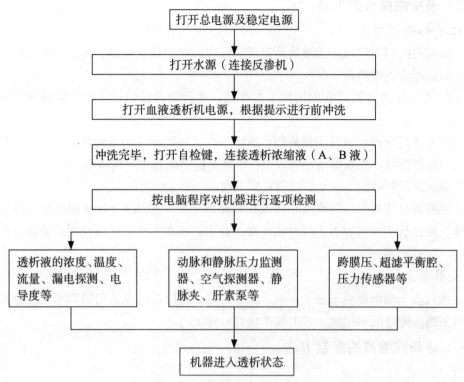

图1　血液透析机使用前准备流程

二、透析液的准备及配制

血液透析液是一种含有电解质的液体，其溶质成分及离子浓度取决于临床需求，根据临床需求，其可含或不含葡萄糖。

在血液透析治疗过程中，透析液流动于透析膜的外侧，即患者血液的对侧，通过对流及弥散等物理过程，达到纠正电解质失衡、酸碱平衡紊乱及清除体内代谢产物或毒性物质的目的。血液透析浓缩液是将血液透析干粉用透析用水配制而成，按照血液透析浓缩液特定比例用透析用水稀释后即可使用。血液透析浓缩液包括酸性浓缩液（A液）和碳酸氢盐浓缩液（B液）两种。

（一）透析液应具备的基本条件

（1）透析液内电解质成分和浓度应和正常血浆中的成分相似。

（2）透析液的渗透压应与血浆渗透压相近，即等渗，为 280 ~ 300 mmol/L。

（3）透析液应略偏碱性，pH 值为 7.0 ~ 8.0，以纠正酸中毒。

（4）能充分清除体内代谢废物，如尿素、肌酐等。

（5）对人体无毒无害。

（6）容易配制和保存，不易发生沉淀。

（二）透析浓缩液的准备

1. 环境和设施准备

（1）浓缩液配制室应位于血液透析室清洁区内的相对独立区域，周围无污染源，保持环境清洁，每班用紫外线消毒一次。

（2）配制 A 液和 B 液应分别用两个搅拌桶，并有明确标识；浓缩液配制桶须标明容量刻度。

（3）浓缩液配制桶应每日用透析用水清洗一次，每周至少用消毒液消毒一次，并用测试纸确认无残留消毒液。配制桶消毒时，须在桶外悬挂"消毒中"警示牌。

（4）浓缩液配制桶滤芯应至少每周更换一次。

（5）浓缩液分装容器应符合《中华人民共和国药典》和国家/行业标准中对药用塑料容器的规定。用透析用水将容器内外冲洗干净、晾干，并在容器上标明使用或消毒日期，每周至少更换一次或消毒一次。

2. 人员要求

用血液透析干粉配制浓缩液（A 液、B 液）时，应由经过专业培训的血液透析室护士或技术人员实施，做好配制记录，并由双人核对、登记。

（三）透析浓缩液的配制方法

1. 单人份透析浓缩液

取量杯一只，用透析用水将浓缩液分装容器内外及量杯冲洗干净。按所购买的干粉产品说明书，将所需量的干粉倒入量杯内，加入所需量的透析用水，混匀后倒入浓缩液分装容器内，加盖后左右、上下摇动容器，至容器内干粉与透析用水完全混匀即可。

2. 多人份透析浓缩液

根据患者人数准备所需量的干粉。将浓缩液配制桶用透析用水冲洗干净后，按所购买的干粉产品说明书，按比例向其中加入相应的干粉和透析用水，开启搅拌开关，至干粉与透析用水完全混匀。最后，将已配制的浓缩液分装在清洁的浓缩液分装容器内。

（四）透析浓缩液配制的注意事项

（1）浓缩 B 液应在配制后 24 小时内使用，建议现配现用。

（2）浓缩 B 液在配制好装桶后应旋紧盖子，防止碳酸氢根离子挥发。

（3）浓缩 B 液在配制过程中不得加温，搅拌时间不得大于 30 分钟。

透析液的配制流程见图 2。

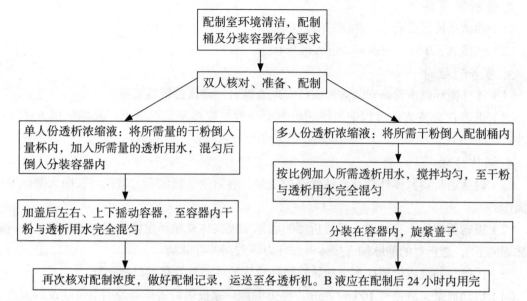

图 2 透析液的配制流程

三、透析器与体外循环血液管路准备

透析器是血液透析中最重要的组成部分，它基本具备两大功能：溶质的清除和水的超滤。透析膜是透析器的主要部分，它的作用是将血液和透析液分开。常用的透析膜材料有铜氨纤维素、醋酸纤维素、聚丙烯腈、聚碳酸酯、聚砜、聚醚砜等。其中聚碳酸酯、聚砜、聚醚砜制成的合成膜透析器是目前国际上最流行的透析器，它的特点是通透性高，对中、小分子物质的清除率高，生物相容性好而不发生补体激活。体外循环血液管路由动脉管路和静脉管路组成，它的主要功能是将患者的血液通路、透析器进行连接，以达到排气、预冲、引血、循环、监测的目的。

透析器常用的消毒方法为环氧乙烷、γ 射线、高压蒸汽和电子束消毒。高压蒸汽、γ 射线和电子束消毒对患者危害性小，透析管路常规用环氧乙烷消毒。新的透析器和透析管路使用前应用 800 mL 以上的生理盐水进行预冲处理，以避免透析器和透析管路中的"碎片"（可以进入人体的固体物质或可溶解复合物）进入体内，同时清除透析器生产过程中可能产生的其他潜在的污染物和消毒液。如怀疑患者过敏，应增加预冲量，并上机循环。

（一）一次性透析器与体外循环血液管路的准备与预冲

1. 物品准备与核对

（1）准备透析器、体外循环血液管路（含收液袋）、预冲液或生理盐水 1 000 mL、肝素液、输液器。

（2）核对物品使用型号是否正确，检查包装有无破损、潮湿，以及消毒方式、有效期等。

（3）操作前应仔细阅读透析器说明书，了解不同透析膜对冲洗的要求，并严格按要求操作。

2. 透析器准备

（1）确认透析器已消毒、冲洗并通过自检。

（2）连接 A、B 液，使透析器进入准备状态。

3. 患者的核对

（1）体外循环血液管路安装前再次核对患者姓名，确认透析器型号。

（2）患者在血液透析过程中更换透析器型号时，应按照说明书上厂家提供的方法进行预冲。

4. 操作方法

（1）确认透析器及体外循环血液管路的型号、有效期、包装有无破损，按照无菌原则进行操作。

（2）将透析器置于支架上，使透析器的动脉端连接体外循环血液管路的动脉端（透析器动脉端向下），透析器的静脉端连接体外循环血液管路的静脉端。

（3）连接预冲液或生理盐水于动脉管路补液管处或动脉管路端口锁扣处。

（4）启动血泵，流速 ≤ 100 mL/min（也可参照厂家提供的透析器说明书所建议的流速），先后排出动脉管路、透析器血室（膜内）及静脉管路内的空气，将液体从静脉管路排出至收液袋（膜内预冲）。建议膜内预冲量 ≥ 600 mL。

（5）连接透析液接头，排净透析器透析室（膜外）空气（膜外预冲）。

（6）进行闭路循环，循环时间 ≥ 5 分钟（过敏的患者可延长时间）。闭路循环时流速为 250 ~ 300 mL/min，并设定超滤量为 200 mL 左右（跨膜预冲）。

（7）停血泵，关闭补液管和输液器开关，透析器进入治疗状态，准备透析。

注意事项：

（1）总预冲量也可参照厂家提供的说明书中的总量。

（2）注意不得逆向冲洗，闭路循环前应达到预冲量。建议闭路循环时从动脉端注入肝素液。

（3）使用湿膜透析器时，建议先弃去透析器内保留的液体。

一次性透析器与体外循环血液管路的准备与预冲操作流程见图 3。

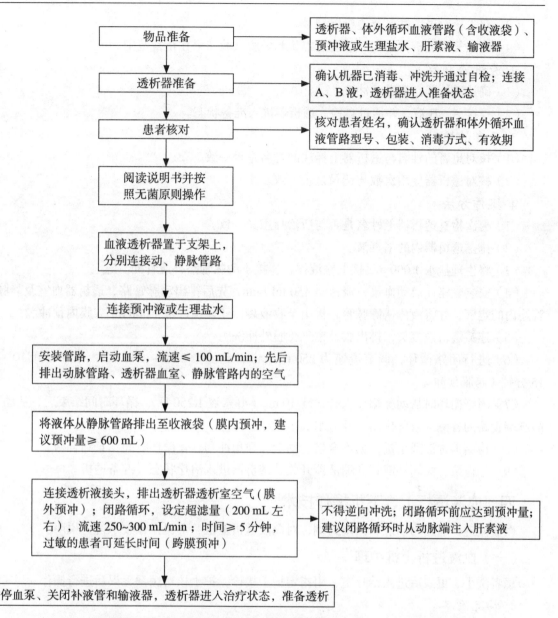

图 3　一次性透析器与体外循环血液管路的准备与预冲操作流程

（二）重复使用透析器的准备与预冲

透析器重复使用技术（简称复用技术）始于 20 世纪 60 年代，70 年代后期报道较多。透析器的重复使用是指在同一患者身上重复使用，不可换人使用。透析器重复使用涉及医学、经济、伦理、工程技术等多方面理论。

1. 物品的准备与检查

（1）复用透析器、生理盐水 1 000～1 500 mL、肝素液、输液器、消毒液浓度测试纸和残余浓度测试纸。

（2）检查复用透析器是否在消毒有效期内，检查透析器复用次数、有无破损，检查透析器内消毒液是否泄漏，测试消毒液的有效浓度。

（3）双人核对患者姓名及透析器型号。

（4）确认复用透析器的实际总血室容积和破膜试验结果在正常范围。

2．透析器准备

（1）确认透析器已消毒、冲洗。

（2）连接 A、B 液，并通过自检，透析器进入准备状态。

3．患者的核对

（1）核对患者的姓名与透析器上标注的姓名是否一致。

（2）核对透析器复用次数与记录是否一致。

4．操作方法

（1）再次检查透析器上姓名是否与所治疗患者一致。

（2）排空透析器内的消毒液。

（3）将生理盐水 1 000 mL 接上输液器，连接于动脉管路补液管处。

（4）安装管路，启动血泵，流速 ≤ 150 mL/min，先后排出动脉管路、透析器血室及静脉管路内的空气，并将液体从静脉管路排出至收液袋，建议预冲量 1 000 mL（膜内预冲）。

（5）连接透析液接头，排出膜外空气（膜外冲洗）。

（6）进行闭路循环，调节流速为 250 mL/min，超滤量 200 ~ 300 mL，循环时间 10 ~ 15 分钟（跨膜预冲）。

（7）闭路循环时从动脉端注入肝素液 10 mg（肝素液 1 250 U），循环时间结束后，从动、静脉端管路的各侧支管各排出生理盐水 30 ~ 50 mL。

（8）检测消毒液残余量，如不合格，则应加强预冲和延长循环时间，直到合格。

（9）停血泵，关闭补液管和输液器开关，透析器进入治疗状态，准备透析。

四、血液透析上、下机操作技术

以血液透析通路为动静脉内瘘为例，对血液透析上机、下机操作技术进行说明。

（一）血液透析上机护理

患者洗手、更衣后进入治疗室，由指定护士接诊，护士核对医嘱无误后进行操作。

1．物品准备

透析器、体外循环血液管路、动静脉内瘘穿刺针、生理盐水、输液器、透析液、止血带、治疗盘、皮肤消毒液等，根据医嘱准备抗凝剂。

2．患者评估

为患者测量体温、脉搏、呼吸、血压，称体重并记录。了解患者的病史、病情，核对医嘱。确认患者的治疗时间、血液流量、透析液流量以及抗凝剂、治疗药物使用情况和化验结果等。评估血管通路，听诊及触诊患者动静脉内瘘有无震颤、血肿、感染或阻塞征象。

3．设备评估

透析机运行正常，透析液接头连接准确。正确设定透析机的报警范围。复用透析器使用前，残留消毒液试验应为阴性。各管路连接正确、紧密。根据医嘱设置治疗参数。

4. 操作方法

（1）血液透析机按常规准备并处于治疗前状态，透析器、体外循环血液管路预冲完毕，确认体外循环血液管路内的空气已被排出，动、静脉管路与透析器连接正确，等待上机。

（2）建立血管通路。

（3）根据医嘱从血液透析通路的静脉端推注抗凝剂，应用常规肝素者，设定追加肝素。

（4）连接体外循环血液管路和血液透析通路的动脉端，打开夹子，妥善固定。

（5）调整血液流量≤ 100 mL/min，启动血泵，放预冲液，引血（如患者有低血压等病症时，根据病情保留预冲液）。

（6）引血至静脉壶，停泵，夹闭体外循环血液管路静脉端（注：停泵和夹闭体外循环血液管路同时进行，可减少小气泡残留），将其连接于血液透析通路的静脉端，打开夹子，妥善固定。

（7）再次检查体外循环血液管路连接是否紧密，有无脱落、漏水、漏血，管路内有无气泡。

（8）启动血泵，开始计时并进入治疗状态，打开肝素泵。

（9）准备 500 mL 生理盐水，并连接体外循环血液管路，以备急用。

（10）再次核对治疗参数，逐渐加大至治疗血液流量。

5. 护理要点

（1）操作过程中，护士应集中注意力，严格执行无菌操作，特别注意保护动、静脉端连接口，避免污染。

（2）上机前和上机后应仔细检查体外循环血液管路安装是否正确、紧密，有无脱落、漏水，管路内有无气泡，管路各分支是否都夹闭。

（3）根据医嘱正确设置各治疗参数（超滤量、治疗时间、追加肝素用量、机器温度、电导度等）。

（4）引血时，血液流量≤ 100 mL/min。

（5）密切观察患者有无胸闷、心悸、气急等不适。若患者主诉不适，应立即减慢引血流量，通知医师，必要时停止引血。注意观察引血时血液透析通路的流量状况，若流量不佳，应暂停引血，调整穿刺针或置管的方向，确定血液透析通路通畅后，再继续引血。

（6）机器进入治疗状态后，检查体外循环血液管路是否妥善固定，避免管路受压、折叠和扭曲。

（7）操作结束时，提醒患者如有任何不适，应及时告诉医护人员。

（8）护士结束操作后，脱手套、洗手、记录。

血液透析上机（开始）护理流程见图4。

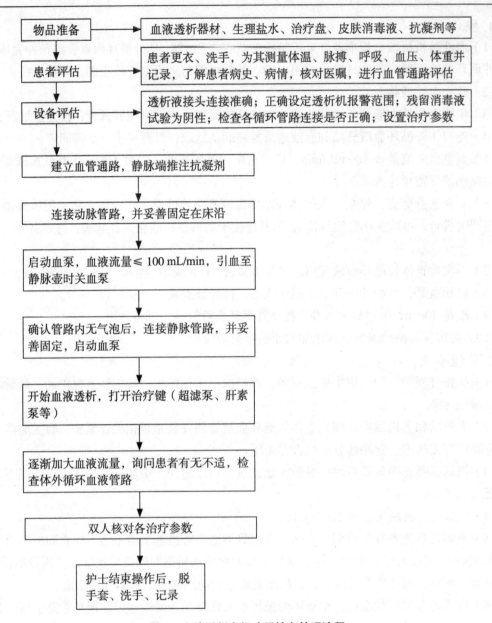

物品准备	→	血液透析器材、生理盐水、治疗盘、皮肤消毒液、抗凝剂等
患者评估	→	患者更衣、洗手，为其测量体温、脉搏、呼吸、血压、体重并记录，了解患者病史、病情，核对医嘱，进行血管通路评估
设备评估	→	透析液接头连接准确；正确设定透析机报警范围；残留消毒液试验为阴性；检查各循环管路连接是否正确；设置治疗参数

建立血管通路，静脉端推注抗凝剂

连接动脉管路，并妥善固定在床沿

启动血泵，血液流量 ≤ 100 mL/min，引血至静脉壶时关血泵

确认管路内无气泡后，连接静脉管路，并妥善固定，启动血泵

开始血液透析，打开治疗键（超滤泵、肝素泵等）

逐渐加大血液流量，询问患者有无不适，检查体外循环血液管路

双人核对各治疗参数

护士结束操作后，脱手套、洗手、记录

图 4　血液透析上机（开始）护理流程

（二）血液透析下机护理

血液透析结束时，血液透析机会发出提示信号，提醒操作者治疗程序已经结束，需将患者的血液收纳入体内。

1. 物品准备

生理盐水 500 mL；弹力绷带、消毒棉球或无菌敷贴；医疗废弃物盛物筒。

2. 患者评估

测量患者血压，血压较低时应增加回输的生理盐水量。提示患者治疗即将结束，指导患者共同对动静脉内瘘进行止血和观察。核对患者目标治疗时间和目标超滤量并记录。询问患者有无头晕、出冷汗等不适。

3. 操作方法

（1）调整血液流量为 ≤ 100 mL/min，关闭血泵，夹闭动脉管路和动脉穿刺针处夹子。

（2）启动血泵。用生理盐水全程回血，在回血过程中，可翻转透析器，使透析器静脉端朝上，有利于空气和残血排出；也可用双手轻搓透析器，以促进残血排出。

（3）静脉管路内的液体为淡粉红色或接近无色时关闭血泵，夹闭静脉管路和静脉穿刺针处夹子。

（4）先拔出动脉端穿刺针，再拔出静脉端穿刺针（若回血前患者出现低血压症状，回血后应先保留静脉穿刺针备用，待血压恢复正常、症状明显改善后再拔除静脉穿刺针），用消毒棉球或无菌敷贴压迫穿刺点止血。

（5）在回血过程中注意观察按压点有无移位、出血等情况。

（6）按要求处理医疗废弃物。

（7）协助患者称体重，向患者或家属交代注意事项并记录。

4. 护理要点

（1）回血时，护士注意力要集中，严格执行无菌操作。

（2）禁用空气回血。应及时处理穿刺针，防止发生针刺伤。

（3）患者在透析过程中若有出血或出血倾向，如不慎咬破舌头、牙龈出血等，在透析结束后，应根据医嘱使用鱼精蛋白对抗肝素。

（4）注意观察透析器和体外循环血液管路的残血、凝血状况，并记录。

（5）穿刺点应用消毒棉球或无菌敷料覆盖后，指导患者对穿刺点进行按压，防止出血；也可用弹力绷带加压包扎，松紧以能止住血、可扪及瘘管震颤和搏动为宜。

（6）告知患者起床速度不要太快，以防止发生直立性低血压。对伴有低血压、头晕、眼花者，应再次测量血压。

（7）告知患者透析当日穿刺处敷料要保持干燥，穿刺侧的手臂不要用力，防止出血、感染。

（8）对老人、儿童和生活不能自理的患者，护士应协助其称体重，并加强护理。

血液透析下机（结束）护理流程见图5。

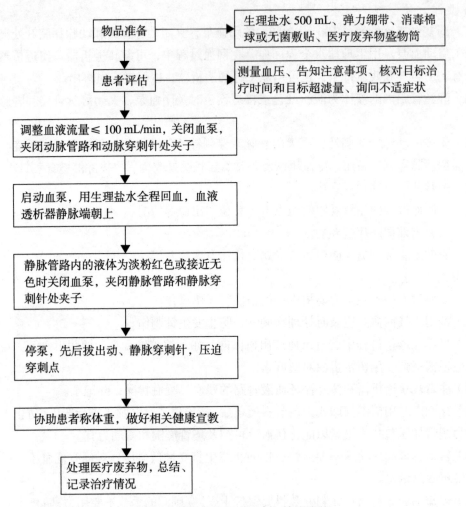

图 5 血液透析下机（结束）护理流程

五、血液透析机使用后的清洁、消毒

为防止患者透析过程中排出的废液对机器管道系统的污染或透析液本身对机器产生的物理反应，每次血液透析结束后，需对机器进行内部和外部的清洁、消毒。可按照相关血液透析质量控制中心的要求及生产厂家提供的说明书，选择合适的消毒液和消毒方法。

（1）机器内部的清洁、消毒：血液透析结束后，按照生产厂家提供的方法，先用反渗水冲洗，然后用柠檬酸或冰醋酸进行脱钙，再用化学或物理方法进行消毒，最后用反渗水冲洗干净。消毒、脱钙、冲洗过程按各类型机器的标准在机器内设置。常用的消毒方法可参考生产厂家提供的说明书选择消毒方法，如化学消毒或热力消毒。

（2）机器外部的清洁、消毒：患者的血液或体液污染透析机时，应立即用有效消毒液对机器表面进行擦洗。

注意事项：①同日两次透析之间，机器必须消毒、冲洗。②血液透析过程中如发生破膜、传感器渗漏，透析结束时应立即消毒机器。③透析机应定期保养，保养内容包括机器内的除尘、机器管道的清洗（除锈、除垢）、电导度测试、平衡腔检测、血泵保养等，并建立档案。

④ 如血液透析机闲置 48 小时以上，应消毒、冲洗后再用。

血液透析机使用后的清洁、消毒流程见图 6。

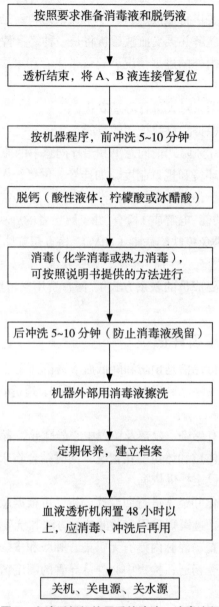

图 6 血液透析机使用后的清洁、消毒流程

第三节 血液透析治疗中的监控及护理

患者在接受血液透析治疗时，许多因素会导致与透析相关的一系列并发症的发生。血液透析护士在患者接受治疗前、治疗中、治疗结束后严密监控并加强护理，是降低血液透析急性并发症发生率、保证治疗安全性和治疗效果的重要手段。

一、患者入室教育

在患者接受血液透析治疗前，建议血液透析护士对患者进行一次入室教育，内容如下。

（1）让患者了解为什么要进行血液透析，了解血液透析对延长患者生命和提高生活质量的意义。更重要的是让患者理解并接受血液透析将是一种终身替代治疗。

（2）介绍血液透析在国内外的进展情况，建议带患者和家属参观血液透析室，提高患者对治疗的信心。

（3）了解患者的心理问题，对其进行心理安抚。

（4）指导患者掌握自我保护和自我护理的技能。

（5）向患者说明签署医疗风险知情同意书和治疗同意书的原因。

（6）介绍血液透析室的环境和规章制度，如挂号、付费、入室流程、作息制度、透析室消毒隔离制度，并介绍护士长、主治医师等工作人员。

（7）进行全套生化（肾功能、电解质）检查，并了解患者的肝功能及乙型肝炎病毒（HBV）、丙型肝炎病毒（HCV）、人类免疫缺陷病毒（HIV）、梅毒螺旋体等感染情况。

（8）填写患者信息，如姓名、性别、年龄、婚姻状况、原发病、家庭角色、家庭地址、联系方式（必须有2个家庭主要成员的联系方式）、医疗费用支付情况等。患者需提供身份证，做好实名登记。

二、透析前准备及患者评估

透析前准备及对患者进行评估是预防和降低血液透析并发症的重要环节，内容如下。

（1）了解患者病史（原发病、治疗方法、治疗时间）、透析间期自觉症状及饮食情况，查看患者之前的透析记录。

（2）测量血压、脉搏，有感染、发热及留置中心静脉导管者必须测量体温。

（3）称体重，了解患者体重和体重变化情况，同时结合临床症状与尿量，评估患者的水负荷状况，为患者超滤量的设定提供依据。

（4）抗凝：抗凝应个体化并经常进行回顾性分析，可根据患者有无出血倾向、结束回血后透析器残血量等诸多因素，遵医嘱采用合适的抗凝方法和抗凝剂量。

（5）血液通道评估：检查动静脉内瘘有无感染、肿胀和皮疹，吻合口处是否可扪及搏动和震颤，以确定血液通道是否畅通；检查中心静脉导管的固定情况及穿刺出口处有无血肿和感染等情况。

（6）对于维持性透析患者，要进行心理、营养状况、居家自我照顾能力及治疗依从性的评估，以便对患者实施个体化护理方案，提高治疗的顺应性；对糖尿病或老年患者应采取针对性的护理措施；对危重患者应详细了解病情，在及时正确执行医嘱之外，进行危重患者的风险评估，并积极做好相应的风险防范准备，如备齐各种抢救用品及药物等。

（7）透析前治疗参数的设定如下：

①透析时间：诱导期透析患者，每次透析时间为2～3小时；维持性透析患者，每周透析3次，每次透析时间为4.0～4.5小时。②目标脱水量的设定：根据患者水潴留情况和干体重，结合临床症状，按医嘱设定合适的目标脱水量，并可采用超滤曲线进行脱水，有助于改

善患者对水分超滤的耐受性。若透析机有血容量监测装置,可借助其确定超滤量。同时,也可应用钠曲线帮助患者达到超滤目标,降低高血压或低血压的发生率,但应注意钠超负荷可能带来的风险。③肝素追加剂量:常规透析患者全身肝素化后,按医嘱设定每小时追加剂量,若应用低分子量肝素或无抗凝剂透析,则应关闭抗凝泵。④血液流量的设定(开始透析后):血液流量值(以 mL/min 为单位)一般取患者体重(以 kg 为单位)的 4 倍,在此基础上可根据患者的年龄和心血管状况予以增减。

以上各项参数在治疗过程中均可根据患者的治疗状况予以调整。

三、首次血液透析护理

首次血液透析的患者需要先接受诱导透析。诱导透析是指终末期肾衰竭患者从非透析治疗向维持性透析治疗过渡的一段适应性的透析过程。诱导透析的目的是最大限度地减少透析中渗透压梯度对血流动力学的影响和减少毒素的异常分布,防止发生失衡综合征,出现恶心、呕吐、头痛、血压增高、肌肉痉挛等症状。因此,首次血液透析通常采用低效透析,使血液尿素氮下降不超过 30%,增加透析频率,使机体内环境有一个平衡适应过程。

(一)诱导透析前评估

确认患者已签署透析医疗风险知情同意书,已完成肝炎病毒标志物、HIV 检测和快速血清反应素试验,并根据检测结果确定患者透析区域。

评估患者病情,患者对自己疾病的认知情况;询问患者的饮食情况;观察患者有无水肿、意识和精神状况异常等其他并发症,根据患者病情制订诱导透析的护理方案。

(二)诱导透析护理

除常规透析的护理内容之外,诱导期内的透析护理还应包括以下内容。

(1)使用膜面积小、低效率的透析器,以减少失衡综合征的发生。

(2)原则上超滤量不超过体重的 5%,如患者有严重的水钠潴留或心力衰竭,可选用单纯超滤法。

(3)血液流量为 150 ~ 200 mL/min,必要时可适当降低血液流量。体表面积较大者或体重较重者,可适当增加血液流量。

(4)首次透析时间一般为 2 小时,通常第 2 次为 3 小时,第 3 次为 4 小时。如第 2 日或第 3 日患者透析前尿素浓度仍旧很高,同样需要缩短时间。几次短而频的诱导透析后,应逐渐延长透析时间,过渡至规律性透析。

(5)最初几次透析中,患者容易出现失衡症状,因此应密切注意患者在透析过程中有无恶心、呕吐、头痛、血压增高等症状,出现上述症状时应及时处理,必要时根据医嘱终止透析。

(6)首次血液透析应谨慎选用抗凝方法和剂量,密切观察抗凝效果,防止出血。血液透析过程中注意静脉压、跨膜压、血液颜色等的变化,注意动静脉空气捕集器内有无凝血块及凝血指标的变化。透析结束时观察透析器及体外循环血液管路的残血量,判断抗凝效果。

(7)健康教育:终末期肾衰竭患者通过诱导期的透析后,最终将进入维持性血液透析阶段。许多患者承受着终末期肾脏病带来的巨大压力,加上透析治疗又打破了他们原有的生活规律,给他们的工作也带来了很大的影响,导致患者普遍存在复杂的生理、心理和社会问题。

因此，在患者最初几次的透析中，血液透析护士要通过与患者沟通了解他们的需要，向患者解释血液透析治疗相关的问题，并进行血管通路自我护理和饮食营养的指导等。还应帮助患者调整饮食结构，制订食谱，告知其限制水分、钠、钾、磷摄入的重要性，防止急、慢性心血管并发症的发生。告知患者肾脏替代治疗不是单一的治疗，需要多方面的治疗相结合才能达到最佳效果。通过交流，可进一步增强护患双方的信任，建立良好的护患关系，使患者得到有效的"康复"护理。

四、血液透析治疗过程中的监控与护理

血液透析治疗过程中的监控与护理包括治疗过程中对患者的监控和护理及对透析机的监控和处理。

（一）对患者的监控和护理

1. 建立体外循环后的护理

患者体外循环建立后，护士在离开该患者前应确定：动静脉穿刺针及体外循环血液管路已妥善固定；机器已处于透析状态；患者舒适度佳；抗凝泵已启动；各项参数正确设定；悬挂 500 mL 生理盐水，连接于体外循环血液管路以备急用。

2. 严密观察病情变化

严密监测患者的生命体征和意识变化，每小时测量和记录一次血压和脉搏。对容量负荷过多、心血管功能不稳定、老年体弱、首次透析、重症患者应加强生命体征的监测和巡视，危重患者可应用心电监护仪行连续监护。

3. 预防急性并发症

加强对患者生命体征的监测，重视患者主诉及透析机运转时各参数的变化，对预防和早期治疗急性并发症有重要意义。

4. 抗凝

既要保证抗凝效果，又要防止出现出血并发症。根据患者的病情可采用低分子量肝素、小剂量低分子量肝素、常规肝素、小剂量肝素、无肝素等方法进行抗凝。

5. 观察有无出血倾向

出血倾向包括：患者抗凝后出现消化道便血、呕血；黏膜、牙龈出血；血尿；高血压患者脑出血；女性月经增多；穿刺点渗血、血肿等。若发现患者有出血倾向，应及时向医师汇报，视情况减少肝素用量，或在透析结束时应用鱼精蛋白对抗肝素，必要时终止透析。对于出血或手术后患者，可根据医嘱酌情采用低分子量肝素或无抗凝剂透析。对依从性差的患者治疗时应严加看护，必要时使用约束带制动，以防躁动引起穿刺针脱离血管导致出血。

（二）对透析机的监控和处理

血液透析治疗过程中应观察透析机的运转情况。任何偏离正常治疗参数的状况均会导致机器报警，如血流量、动脉压、静脉压、跨膜压、电导度、漏血等。若机器报警，先消音，然后查明报警原因，排除问题后再按回车键确认，继续透析。查明报警原因至关重要，例如，静脉穿刺针脱离血管时，静脉压出现超下限警报，若操作者在没有查明报警原因的情况下，将机器的回车键按了两下（按第一下为警报消音，按第二下为确认消除警报），此时透析机静脉

压监测软件将会按照静脉压的在线信息重新设置上下限报警范围，以使机器继续运转。若未及时发现穿刺针滑脱、出血状况，将会导致大出血而出现危及患者生命的严重后果。

五、血液透析结束后患者的评估与护理

评估患者透析后的体重是否达到干体重，可根据患者在透析中的反应及血压状况进行评估，并针对患者对脱水量的耐受情况，于下次透析中酌情调整处方。透析后体重与实际超滤量不符的常见原因有体重计算错误、透析过程中额外丢失液体、透析过程中静脉补液、患者饮食摄入过多、机器超滤误差等，应根据具体情况加以分析。

（1）对伴有感染和留置中心静脉导管的患者，必须测量体温。

（2）透析当日4小时内禁行肌内注射或创伤性的检查和手术。透析中有出血倾向者，可遵医嘱应用鱼精蛋白对抗肝素。

（3）透析中发生低血压、高血压、抽搐等不适反应的患者，透析结束后应待血压稳定、不适症状改善后才可由家属陪护回家，住院患者须由相关人员护送回病房。危重患者的透析情况、用药情况、病情变化情况应与病房的相关工作人员详细交班。

（4）患者起床测体重时要注意安全，防止跌倒。血压偏低或身材高大的患者，要防止直立性低血压的发生。

（5）应用弹力绷带压迫动静脉内瘘穿刺点进行止血的患者，包扎后应确保触摸内瘘有震颤和搏动，避免过紧而使内瘘闭塞。压迫10~30分钟，检查动、静脉穿刺部位无出血或渗血后方可松开弹力绷带。血压偏低者慎用弹力绷带压迫动静脉内瘘。

六、夜间长时透析

为了降低维持性血液透析患者的远期并发症，提高血液透析患者的生活质量及生存率，人们对传统的间歇性血液透析模式进行了改良。参照国外的家庭透析模式，国内部分医院引入夜间长时透析治疗。夜间长时透析（NHD）是指利用患者夜间睡眠时间进行透析治疗。这里以上海长征医院为例，阐述夜间长时透析治疗的优势及相关护理。

（一）夜间长时透析的优势

1.提高透析患者的生活质量

同传统的间歇性血液透析相比，该治疗方式能够改善患者高血压、左心室肥大、贫血等问题，进而降低急、慢性并发症发生率，提高患者生存率及生活质量。多年临床经验表明，夜间长时透析6个月后，患者在生理功能、活力和社会功能等方面均有较大改善。

2.有效降低患者心血管并发症发生率

夜间长时透析可有效改善患者的血压状况。进入夜间长时透析3~6个月的患者，透析前后血压维持在较理想的状态，透析中高血压及低血压的发生率显著减少，有效降低了心血管并发症发生率。

3.改善贫血

导致患者贫血难以纠正的一个主要原因是透析不充分，夜间长时透析患者每周可透析3次，每次7~8小时，透析充分性较好，患者血液中促使红细胞增生的表达基因增多，贫血

情况可改善明显。

4. 对钙、磷和尿素的清除增加

越来越多的文献显示，高血磷可增加终末期肾脏病患者的心血管疾病发生率和病死率，常规血液透析清除血磷不理想，而降低血磷取决于透析时间，每次 7 ～ 8 小时的夜间长时透析可明显降低血磷。进入夜间长时透析 6 个月后，患者血磷、血钙、尿素清除率等都有较大改善。

5. 提高经济效益，降低医疗费用

据统计，夜间长时透析患者年平均住院次数明显减少，住院费用显著降低，医疗费用与传统间歇性透析患者相比也明显减少。

6. 保持患者健康的心态

患者在晚上 10 点以后透析，一边透析一边进入梦乡，且不耽误白天上班，做到了职业"康复"，有助于改善患者的心境，提升患者对治疗的依从性。

（二）夜间长时透析的护理

1. 患者准入评估

进入夜间长时透析的患者，需由主治医师或护士进行全面评估。

评估内容：患者自愿接受夜间长时透析；患者一般情况良好，体表面积较大；患者有自主活动能力；患者长期透析但伴有贫血、钙磷代谢控制不佳；既往透析不充分。

2. 透析方案

每周透析 3 次，每次 7 ～ 8 小时。运用高通量透析器，血流量为 180 ～ 220 mL/min，透析液流量为 300 mL/min，抗凝方案应个体化。

3. 环境方面

环境应舒适、安静、整洁、光线柔和，给患者创造一种如在家中睡眠的环境。

4. 制订安全管理制度及工作流程

（1）完善制度

制订治疗开始的时间，完善陪护制度和患者转运制度等。规范夜间工作流程，注重环节管理。定期召开安全分析会，对容易发生护理缺陷和差错的工作环节进行分析，修订夜间工作制度和工作流程，保证治疗的安全性和可靠性。

（2）加强透析中患者的巡视工作

透析时血液都在体外循环，稍有不慎便会带来不良后果。因此，在透析过程中护士应严密巡视，监测患者的生命体征，监测人工循环血液管路、机器等的工作状况，及时帮助患者解决夜间可能出现的问题。观察患者有无急性并发症，积极处理机器报警。完成患者其他治疗，保证透析安全。

（3）做好透析后患者的管理工作

防止发生跌倒等意外，做好患者的安全转运工作。透析后及时测量患者的血压，做好安全评估，嘱咐患者卧床休息 10 分钟后再起床。

（4）与患者加强沟通和交流

个别患者对夜间长时透析不适应、不信任。只要患者选择了夜间透析，我们就应该积极鼓

励患者，支持他们的决定，让其对自己的选择充满信心。对于有些因为习惯改变而出现入睡困难或失眠的患者，可传授一些对抗失眠的方法，如教会患者放松、听音乐，告知患者不必太紧张，可以协助其寻找失眠的原因，以改善睡眠质量。如果患者确实不适合夜间透析，应该及时与医师、患者及其家属进行沟通，寻找更适合患者的透析方式。

第四节　水处理系统技术及发展

常规血液透析（每周2～3次）中每个患者每周使用透析液的量为300～400 L，高流量血液透析过程中透析液使用量更多。透析液中任何小分子量的物质均可通过透析膜进入患者血液中，引起严重的并发症。在高流量血液透析滤过中，大量置换液直接输入患者体内，其中存在的污染物将同时进入血液，所以透析用水和透析液的净化至关重要。因此水处理系统应运而生。

一、水处理系统的目的

水处理系统的目的是清除所有对人体有害、影响透析液电解质浓度和对透析机造成损害的物质。水中的污染物主要包括悬浮于水中的颗粒、溶解于水中的无机物和有机物，以及通过透析膜进入患者体内的细菌产物。

二、水处理设备及方法

水处理设备主要包括沉淀物过滤器、活性炭罐、软化罐、反渗透装置等。

1. 沉淀物过滤器

砂滤罐是沉淀物过滤器的一种，可去除水中的杂质及悬浮于水中的胶体物质。此类设备价格便宜，能除去90%～98% 直径0.5～10.0 μm（20 μm以下）的不溶性颗粒，以保护下游设备的安全。

2. 活性炭罐

活性炭罐是水处理系统前处理的一个重要组成部分，主要吸附水中的可溶性有机物、游离氯和氯胺、致热原、色素等。游离氯和氯胺及部分分子量小于300的非离子有机溶解物用反渗膜无法清除，必须通过活性炭吸附。活性炭可释放出微粒子，因此其下游一定要安装微粒过滤器，避免对下游设备造成堵塞和破坏反渗膜。

3. 软化罐

为了防止透析患者因水中含有高于正常浓度的钙、镁离子而发生"硬水综合征"，同时为防止下游设备中因碳酸钙生成而堵塞反渗膜和其他设备，需通过钠型阳离子交换树脂除去水中的钙、镁离子，降低水的硬度。值得注意的是，软化后水中总离子含量不变（电导度不变），软化只是改变了离子的相对浓度。

4. 反渗透装置

反渗膜是一种半透膜，可阻挡分子量大于300的可溶解性无机物、有机物、细菌、内毒素、病毒和颗粒，可以排除92%～95%的单价离子和95%～99%的双价离子。反渗透装置是水处理系统的最后屏障,是各种水处理系统不可缺少的部分。为达到超纯透析液的要求,可进行二次反渗处理。

三、水处理系统布局及要求

1. 场地要求

由于一套水处理系统通常要使用 5 ~ 8 年,而透析中心的整体改造周期也要 5 ~ 8 年的时间,所以前期场地选择时要考虑未来的长期发展。在场地布局和整体设计时建议考虑以下因素。

（1）场地面积

根据标准作业程序（SOP）要求,要考虑保养和维修的空间,所以场地面积应为水处理设备占地面积的 1.5 倍。如果现有多套水处理系统或考虑未来增加新的水处理系统,则考虑每套水处理系统占地面积不少于 15 m²。

（2）场地布局

长方形的场地更便于空间的充分利用,建议房间宽度不小于 2.5 m。

（3）场地位置

水处理系统应处于透析中心的清洁区域,要和污染区分离;水处理系统应尽量远离透析中心的治疗区域,避免噪声影响治疗。

（4）场地承重

水处理系统的自重较大,如果水处理系统安装在一楼以上的楼层,则需要考虑大楼承重问题,需同基建部门或建筑设计部门确认楼层承重能力,再选择水处理系统安装地点,或对楼板进行承重反面的加固,或采用其他形式来分散受力。

（5）设备通道

由于水处理系统各设备的尺寸比较大,需要考虑设备在安装和维修保养过程中所经过的走廊、房门、电梯、楼梯、楼梯转角平台等的宽度和高度是否能满足要求。一般而言,净宽度不小于 1 m,净高度不小于 2 m,或根据设备的实际尺寸进行相应的设计和改动。

（6）附属设施

建议在水处理室安装恒温、除湿装置。水处理室的地面和墙面要做相应的防水、防漏处理。水处理室如有窗,需要安装窗帘以避免阳光照射。

2. 电路要求

（1）供电和接线要求

供电电压为 380 V 三相五线供电（三火线、一地线、一零线）和 220 V 单相三线供电（一火线、一地线、一零线）。要求接地良好,地线与零线之间的阻值 ≤ 4 MΩ。

（2）供电保护

为防止发生三相电源供电出现电压不稳、缺相和相序被接反等问题,可考虑安装稳压电源、缺相保护器和相位确认器。安装时注意各种截面的电线和能承受的功率。

配电开关和插座应达到以下要求:①配电箱内需安装带漏电保护的空气开关若干,分别控制每一个插座和主机,以起到保护设备和方便开关的作用。②总空气开关应尽量安装在门口或离门口较近处，以便在紧急情况下迅速切断总电源。③为防止水意外溅到电源插座上造成危险，所有的电源插座均应使用带防水溅盒的防水溅插座，插座的安装高度为 1.5 m。如果原水处理室墙面较低处已有普通电源插座，须更换成防水溅插座或做密封处理。④插座的具体形式、位置和数量需根据设备的实际情况和厂家的要求设置。

3. 水路要求

（1）原水供水

供水管路的内径：内径一般不小于 3.8 cm。

供水压力：正常用水量下供水压力不小于 0.2 MPa，且压力稳定。

供水流量：一般不小于反渗机出水量的 3 倍。考虑预处理反冲时需要更大的流量，故须参考厂家的设备要求。

供水温度：5 ～ 30℃。水温越低，反渗机的出水量越小，5℃水温时出水量大约只有 20℃水温时出水量的一半。一些进口反渗机，当水温高于 30℃时会报警并停止工作。

注意事项：①须在总供水管路上安装总进水阀门及压力表，建议安装一组旁路阀门，以备临时停水或清洗水箱时排气和排污水使用，避免大量污水进入水处理系统。②供水的水质理化指标须参考厂家的设备要求。③如当地经常性停水或水网供水压力不稳定，建议安装备用原水水箱或采取双路供水。原水水箱的容量须根据血液透析室的机器数量和希望延续的治疗时间进行计算。④对于为前处理供水的原水加压泵，建议安装一个备用泵，以防止加压泵发生故障时影响治疗。

（2）反渗水送水

反渗水的送水管路要采取闭合回路的形式供水，以避免管路内有无效腔，滋生细菌和内毒素。如使用反渗水水箱供水的形式，须采取一定的措施对水箱进行密封，避免灰尘进入。应加装相应规格的紫外线消毒灯或保证水箱内部纯水一直处于流动状态的冲洗装置，以最大限度地控制细菌和内毒素水平，并需定期对水箱进行取样检测和消毒。

送水管路须尽量直而短，尽量减少直角弯头的使用数量，降低阻力和细菌停留的风险。反渗水送水管路与透析机相连处需有阀门，并且尽量靠近主管路，以减少无效腔和消毒液残留的风险。建议在反渗水送水管路与透析机相连处安装快速接头，以方便快速地卸下送水管路，便于维护。建议在反渗水送水管路的出水口和回水口安装压力表和取样口，保持取样口的清洁，以便观察管路中的供水压力和回水压力，并方便对出水口和回水口进行采样检测。

（3）排水

水处理室地面应做好防水设计，建议做排水沟，通常排水沟的深度为 15 ～ 20 cm，宽度为 15 cm。正常情况下，废水的排放量和纯水的产水量基本相同，所以通过纯水的产水量可以得知废水的排放量，加上预处理反冲时的排水量，继而评估排水沟的容积是否能够满足需求。

如果使用排水管，则要求：排水管距离地面的高度小于 30 cm，保证血液透析设备的排水阻力不要过高；要有 2°～ 5° 的倾角设计，便于水流排放畅通；同时，垂直管道部分应该加装回水弯，以封闭管路中的异味。

四、水处理系统的日常监测、保养及消毒

1. 水处理系统的日常监测

定期监测并记录进水压力、进水电导度、废水量、纯水量、纯水压力等参数。

定期取样并记录活性炭罐前后水样的总氯水平、软水罐前后的硬度水平、反渗水的细菌培养和内毒素检测情况（通常在水处理系统正常运转15分钟后进行取样）。

定期校正自动反冲阀头的时间，以避免在治疗时进入自动反冲程序。

2. 水处理系统的保养

（1）原水加压泵的日常保养

在进水泵前后各有一个压力表，用于监测泵前后的压力变化。通常泵后压大于泵前压，当泵前压 < 49 kPa 时，要检查供水水源，防止泵空转造成损坏。安装时，通常包括进水阀门、出水阀门和旁路阀门，以便遇到紧急情况（如泵电机损坏）时，能够关闭进水阀门和出水阀门，让水流通过旁路阀门，可以应急使用。

（2）水过滤器的日常保养

在水过滤器前后各有一个压力表，用于监测系统前后的压力变化。通常系统后压小于系统前压，当系统后压和系统前压的压力差 > 49 kPa 时，要检查水过滤芯是否阻塞。如果阻塞，则需要更换，两个并联的水过滤芯需同时更换。水过滤芯的更换频率主要取决于进水水质。

（3）砂滤罐的日常保养

在砂滤罐前后各有一个压力表，用于监测砂滤罐前后的压力变化。通常罐后压小于罐前压，当罐后压和罐前压的压力差 > 49 kPa 时，要检查砂滤罐是否阻塞，建议进行反冲。反冲的频率由进水水质和反渗透机的使用频率决定，建议每周反冲 1 ~ 2 次。安装时，通常包括进水阀门、出水阀门和旁路阀门，以便遇到紧急情况（如控制阀门或罐体损坏）时，能够关闭进水阀门和出水阀门，让水流通过旁路阀门，可以应急使用。

（4）活性炭罐的日常保养

在活性炭罐前后各有一个压力表，用于监测活性炭罐前后的压力变化。通常罐后压小于罐前压，当罐后压和罐前压的压力差 > 49 kPa 时，要检查活性炭罐是否阻塞，建议进行反冲。反冲频率建议为每周 1 ~ 2 次。应该对活性炭罐的出水采样口进行采样监测（每日 1 次），观察水中的总氯及游离氯是否达到要求，这是反冲频率的重要参考。如果反冲后仍不能达到要求，建议更换活性炭填料（通常 1 ~ 2 年更换 1 次）。安装时，通常包括进水阀门、出水阀门和旁路阀门，以便遇到紧急情况（如控制阀门损坏）时，能够关闭进水阀门和出水阀门，让水流通过旁路阀门，可以应急使用。

一般通过计算空床接触时间（EBCT）来选择活性炭罐罐体的大小及加注活性炭的量。空床接触时间是水过滤器与活性炭接触的时间，除去游离氯为 6 分钟，除去氯胺为 10 分钟。

（5）软水罐的日常保养

在软水罐前后各有一个压力表，用于监测软水罐前后的压力变化。通常罐后压小于罐前压，当罐后压和罐前压的压力差 > 49 kPa 时，要检查软水罐是否阻塞，建议进行再生。再生的频率由进水硬度和反渗透机使用频率决定，建议每周再生 1 次。同时，应该对软水罐的出水采样口进行采样监测（每周 1 次），观察水的硬度是否达到要求，这是再生频率的重要参考。安

装时，通常包括进水阀门、出水阀门和旁路阀门，以便遇到紧急情况（如控制阀门损坏）时，能够关闭进水阀门和出水阀门，让水流通过旁路阀门，可以应急使用。盐缸要定期检查或添加纯净的氯化钠，以保证盐水的饱和度，用于再生树脂。

每日要准确核对所有罐体控制头的当前和再生时间，避免在正常供水时，发生反冲或再生现象，影响患者的正常透析治疗。

3. 水处理系统的消毒

根据美国医疗仪器促进协会（AAMI）标准，当内毒素 > 0.25 EU/mL，菌落数 > 50 CFU/mL 时应进行干预（EU 为内毒素单位，CFU 为菌落形成单位）。

（1）水处理主机的消毒

化学消毒：使用最终浓度为 0.3% 的过氧乙酸对反渗机进行消毒，针对不同反渗机采用不同的消毒方式，需参考水处理设备厂家提供的操作手册。

热力消毒：部分型号的反渗机的反渗膜可以进行热力消毒，这取决于反渗膜本身的特性。部分反渗膜热力消毒时的水温可达到 90℃，程序由反渗机自动控制。

（2）水箱及送水管路的消毒

化学消毒：①使用最终浓度为 0.3% 的过氧乙酸消毒水箱和送水管路，根据所使用的水箱大小和病房送水管路的长度估算总容积，计算所要使用的过氧乙酸容量。②注入相应容量的过氧乙酸，循环 30 分钟，使送水管路中的过氧乙酸浓度混合均匀。③消毒液驻留 2 ~ 6 小时。④反渗水冲洗 2 小时，在管路的出水口、中段、回水口进行残留消毒液试验（使用过氧化物残余浓度测试纸），确认无消毒液残留。如仍有消毒液残留，继续冲洗至检测不出消毒液残余。

热力消毒：部分热力消毒反渗机可每日对送水管路进行热力消毒，这取决于所使用的管路材料，程序由反渗机自动控制。

五、水处理系统的发展

水处理系统决定了透析用水的品质和安全，直接影响透析患者的治疗效果和生活质量。随着现代血液透析技术的不断发展，医师和患者对血液透析用水的品质和安全提出了更高的要求，相关部门也对透析用水水质制定了更严格的标准。

早期大部分医院的透析机数量较少，水处理系统规模也较小，配置简单。前处理单元中的各级过滤罐大多采用小容量、单级串联形式排列；罐体控制头采用机械手动方式控制反冲和再生工作；反渗机装置较简单，膜容量小，压力控制不太稳定；电路、水路反馈不太完善，各种流量参数也难以正确采集；各医用聚氯乙烯（PVC）材质的管路时间久了会出现滴漏现象；系统大多采用非中央直供式供水，所有透析机都由一个储水箱集中供水，存在二次污染的可能性；用储水箱集中供水需要定期对水箱和管道进行化学消毒，并在消毒结束后用大量的水进行反复冲洗，测试有无化学消毒液残余，这项工作费时、费力、费水电且存在安全隐患；尽管通过消毒可抑制水中细菌及微生物的生长且容易使其灭活，但水中的细菌和微生物会在管路内壁上积聚形成生物膜，一般化学消毒不能有效去除；由于采用的是一级反渗（单级）供水，所以反渗机或水路、电路出现故障会造成停水，直接影响患者的治疗。

随着医学科学的发展，水处理系统相关的技术也得以提升，出现了更完善、更可靠、配置更科学合理的水处理系统，具体描述如下。

（1）前级泵（加压泵）采用并联双级变频泵，双级并联多芯过滤器；前处理单元中各级过滤罐采用双级并联排列，罐体加大、加长，使罐内容物与水接触面积增大，接触时间延长，过滤效果更加明显；过滤器控制头采用数字自动控制的控制头，并配备电子显示屏，可安全自动地控制各罐的反冲、再生，使其更高效地运行；由于膜材料的改进，反渗膜容量增加，再加上采用双级反渗处理，供水质量进一步提高，且出水量稳定。

（2）整个系统自动化程度提高，各种新材料和新电子元器件的应用使整个管路布局更科学、配置更合理、操作更简便、监控更全面、运行更可靠，使水处理系统能全面显示出水量、回水量、废水量、电导度，电子显示屏则能全面显示实时水路图、电路图、工作流程图，方便直观。另有多声道光电报警，使监控更安全、可靠，并有为方便取样而设置的带开关的检测口、取样口。

（3）为了方便系统进行维护保养工作，在系统各连接管路中加接了各种短路阀、断路阀和电子开关，能在双级反渗机系统出现故障时及时切换成临时单级反渗工作模式，待排除故障后再切换回双级反渗工作模式，使透析用水不间断，保证供水安全。

（4）反渗水产出后与采用热力消毒功能的透析机连接，管路则采用不锈钢材质；每日采用预防式的高频率92℃水对管路进行冲洗（热力消毒），可避免管路内形成细菌生物膜，使水质得到进一步提升。

（5）更高端的水处理系统会在反渗机出水口末端加装大容量的内毒素过滤器，使反渗水中的内毒素含量进一步减少。部分还配有在线内毒素测试装置，使反渗机产水更实时、更安全有效。

（6）计算机的配置和应用能对水处理系统的各环节进行有效的管理。其可检测各参考值数据并进行动态显示，自动生成图表，24小时不间断监控和记录各项数值，最后汇总成曲线、图表，用于分析和研究水质的变化规律。采用互联网技术，使工程技术人员可以在各个地方联网了解自己医院水处理系统的实时工作情况，方便迅速做出反应，有力地保障了透析用水的安全，使水处理系统更加完善。

第五节　维持性血液透析患者的用药指导和护理

透析疗法是慢性肾衰竭的一种替代疗法，它不能完全代替肾脏的功能。维持性血液透析患者在漫长的透析之路中，需要综合、全面的治疗，包括一定的药物治疗，才能提高患者的生存率，提升患者的生活质量，降低和减少透析并发症。本节介绍维持性血液透析患者药物应用的指导和护理。

一、降压药

（一）用药指导

1. 钙通道阻滞剂

根据分子结构的不同，钙通道阻滞剂（CCB）分为二氢吡啶类和非二氢吡啶类；根据药物作用时间，可分为长效制剂和短效制剂。目前临床上以长效二氢吡啶类CCB最为常用，以氨氯地平为代表，其降压起效快，效果强，个体差异小，除心力衰竭外较少有治疗禁忌证；缺点是可能会引起患者心率增快、面色潮红、头痛和下肢水肿等。

2. 血管紧张素转化酶抑制药

短效血管紧张素转化酶抑制药（ACEI）有卡托普利，长效ACEI有福辛普利、贝那普利、依那普利等。ACEI起效较快，药效逐渐增强，3~4周达最大作用，对糖尿病患者及心血管等靶器官损害者尤为合适；不良反应是可能引起患者刺激性干咳和血管性水肿，用于肾衰竭患者时应注意警惕高血钾的发生。

3. 血管紧张素Ⅱ受体阻滞剂

血管紧张素Ⅱ受体阻滞剂（ARB）降压作用起效缓慢、持久、平稳，6~8周才达最大作用，作用持续时间24小时以上，副作用很少，常作为ACEI发生不良反应后的替代药，具有自身独特的优点。

4. β受体阻滞剂

β受体阻滞剂起效较迅速，适用于心率较快或合并心绞痛的患者，主要副作用为心动过缓和传导阻滞，突然停药可能导致撤药综合征，还有可能掩盖糖尿病患者的低血糖症状。急性心力衰竭和支气管哮喘等患者禁用。

90%以上的尿毒症患者均有不同程度的高血压，绝大多数都需联合用药、长期口服药以控制血压，较常用的联合用药方案是"CCB + ACEI/ARB + β受体阻滞剂"，应视情况酌情增减剂量，不要随意停止治疗或改变治疗方案。控制血压对降低尿毒症患者心脑血管疾病死亡率具有重要作用。

（二）用药护理

高血压发病率较高，是脑卒中、冠心病的主要危险因素。因此，防治高血压是预防心血管疾病的关键。常规降压药物治疗能有效降压，但如果不坚持用药或用药不规范，很难收到良好的血压控制效果。降压药的用药护理如下。

（1）降压治疗宜缓慢、平稳、持续，以防止诱发心绞痛、心肌梗死、脑血管意外等；根据医嘱选择和调整合适的降压药物，可先用一种药物，开始时为小剂量，逐渐加大剂量；尽量选用保护靶器官的长效降压药物。

（2）用药前，讲解降压药物治疗的重要性及需使用的药物名称、用法、使用时间、可能出现的副作用，以解除患者的顾虑和恐惧。

（3）老年患者因记忆力较差，应指导其按时、规范用药，及时测量血压，教会其判断药物效果及不良反应。当患者出现头晕、头痛、面色潮红、心悸、出汗、恶心、呕吐、血压有较大波动等不良反应时，应及时就医。

（4）尽量选择在血压高峰前服用降压药物，注意监测血压，掌握服药规律。

（5）为患者进行健康宣教，提醒用药后应预防直立性低血压，避免跌倒和受伤。

（6）教会患者自测血压，注意每次应在同一时间使用同一血压计测量血压。

（7）透析时易发生低血压的患者，透析前须减量或停用一次降压药。

（8）透析时服用降压药者，透析结束后，嘱患者缓慢起床活动，以防发生直立性低血压。有眩晕、恶心、四肢无力感时，应立即平卧，以增加脑部血供。

二、抗贫血药

（一）用药指导

1. 促红细胞生成素

促红细胞生成素一般起始用量为每周 80 ~ 100 U/kg，分 2 ~ 3 次皮下注射。不良反应是血压升高。

（1）重组人红细胞生成素注射液：规格为 1 万 U/ 支。皮下注射，每次 1 万 U，每周 1 次。少数患者可能有血压升高等表现。

（2）重组人红细胞生成素 –β 注射液：规格为 2 000 U/ 支。皮下注射，每次 4 000U / 次，每周 2 次。

（3）重组人促红素注射液：规格为 3 000 U/ 支。皮下注射，每次 3 000 U，每周 2 次。

同等剂量的促红细胞生成素，静脉注射后的半衰期仅 4 ~ 5 小时，而皮下注射后的半衰期长达 22 小时。皮下注射后 4 日，药物浓度仍保持在较高浓度，因此皮下注射效果优于静脉注射。

2. 铁剂

（1）维铁缓释片：饭后 30 分钟口服，每次 1 片，每日 1 次，整片吞服，不得咬碎。服药期间不要喝浓茶，勿食用鞣酸过多的食物；与维生素 C 同服可促进该药吸收。

（2）琥珀酸亚铁片：规格为 0.1 g/ 片。口服，每次 1 ~ 2 片，每日 3 次，饭后立即服用，可减轻胃肠道局部刺激。

（3）右旋糖酐铁注射液：规格为 100 mg/ 支。静脉注射或静脉滴注，每次 100 mg，每周 2 次。主要不良反应是过敏反应，因此建议在给予首次剂量时，先缓慢静脉滴注 25 mg，至少观察 15 分钟，如无不良反应发生，可将剩余剂量在 30 分钟内注射完（若为静脉注射，应观察 60 分钟，如无不良反应，再给予剩余的剂量）。

3. 其他

（1）脱氧核苷酸钠片：规格为 20 mg/ 片。口服，每次 2 片，每日 3 次。该药有促进细胞生长、增强细胞活力、改变机体代谢的作用。用药期间应经常检查白细胞计数。

（2）叶酸片：规格为 5 mg/ 片。口服，每次 2 片，每日 3 次。肾性贫血辅助用药。大量服用后，患者尿液呈黄色。

（二）用药护理

（1）促红细胞生成素皮下注射效果优于静脉注射，因此应首选皮下注射。

（2）透析后注射促红细胞生成素，注意按压注射部位，防止出血。

（3）保证注射药物剂量准确，可使用 1 mL 注射器抽取药液。

（4）仔细倾听患者主诉，特别注意患者有无头痛等不适。

（5）用药期间应监测血压，定期查血红蛋白和肝功能。

（6）促红细胞生成素应置于 2 ~ 8℃冰箱内冷藏，避光保存。

三、钙磷代谢相关药物

（一）用药指导

（1）骨化三醇胶丸（罗盖全）：规格为 0.25 μg/ 粒。口服，每日 1 粒。应根据患者血钙水平制订每日最佳剂量。

（2）阿法骨化醇胶丸（阿法 D_3）：规格为 0.25 μg/ 粒。口服，每日 2 粒。长期大剂量服用，患者可能出现恶心、头昏、皮疹、便秘等，停药后可恢复正常。

（二）用药护理

（1）钙磷代谢药物宜在吃饭时服用，与饭菜一起咬碎吞下，其在肠道内可与磷酸盐产生作用，减少磷的吸收。

（2）骨化三醇胶丸应在睡前空腹时服用，以减少肠道磷的吸收。

（3）补充血钙时，给药时间应在两餐之间。

（4）用药期间定期检测血磷、血钙、甲状旁腺激素（PTH）水平。

第六节　血液透析相关血标本采集及流程

血液透析前、透析后的血尿素氮（BUN）、肌酐（Cr）、电解质等检验标本必须采自同一次血液透析。血液透析前血样必须采自透析开始前，避免血样被生理盐水或肝素稀释；血液透析后血样采用慢泵或停泵技术采集，避免血样被再循环的血液稀释，并且可以减少尿素反弹的影响。血液透析过程中血尿素氮等检验标本的采样应标准化，以保证血液透析前后结果的可比性。

一、血液透析前血样采集

1. 以动静脉内瘘或人造血管为血管通路时的血样采集

在连接动脉管路前，可从动脉或静脉端采血，必须确保采血前穿刺针或管腔内没有生理盐水（或肝素）。目的：防止血样被稀释。

如果血液透析已经开始或管腔内有生理盐水（或肝素），则不能采样。目的：防止采集透析后的血样或血样被稀释。

具体血样采集流程见图 7。

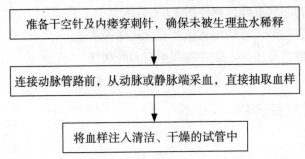

图7 透析前血样采集（动静脉内瘘或人造血管）流程

2. 以中心静脉导管为血管通路时的血样采集

第一步，血液透析前，从动脉或静脉导管内抽出封管用的生理盐水（或肝素），必须确保采血前穿刺针或管腔内没有生理盐水（或肝素）。目的：防止血样被稀释。

第二步，对成人患者，采用无菌技术从动脉导管内抽出 10 mL 血液；对儿童患者，根据封管量抽出 3 ~ 5 mL 血液。如果准备回输，则不要丢弃这些血液并保持无菌。目的：确保血样不被肝素稀释。

第三步，更换注射器，抽取血样。可以回输第二步中预先抽取的血液（注意：回输的血液必须从静脉端滤网回输）。目的：回输可以减少失血，对儿童患者尤为有益。

第四步，开始血液透析。

具体血样采集流程见图 8。

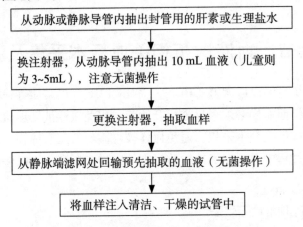

图8 透析前血样采集（中心静脉导管）流程

二、血液透析后血样采集

（一）慢泵技术

减慢血泵速度使流速降为 50 ~ 100 mL/min，持续 15 秒。

目的：去除动脉穿刺针及管腔内的无效腔，使动脉穿刺针及管腔内充满没有再循环的血液，防止血管通路再循环对血样采集的影响。

方法：①降低血泵速度使流速在 50 ~ 100 mL/min，持续 15 秒，从动脉管路采样点采集透析后的血样。②关闭血泵，按常规回血及卸下管路。

具体血样采集流程见图9。

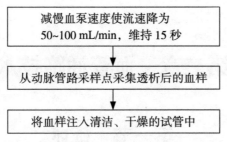

减慢血泵速度使流速降为
50~100 mL/min，维持15秒

从动脉管路采样点采集透析后的血样

将血样注入清洁、干燥的试管中

图9　透析后血样采集（慢泵技术）流程

（二）停泵技术

透析完成后，关闭透析机或减至容许的最低血液流速，降低超滤率至50 mL/h，或降至可能的最低跨膜压，或停止超滤。

目的：停止血液透析但不停止血液循环，降低体外循环血液管路凝血的危险性。

方法：①立即停止血泵。②钳闭动静脉管路，钳闭动脉针管。③从动脉管路采样点采集透析后的血样，或者在卸下动脉管路后，由动脉穿刺针直接采血。④按常规回血及卸下管路。

具体血样采集流程见图10。

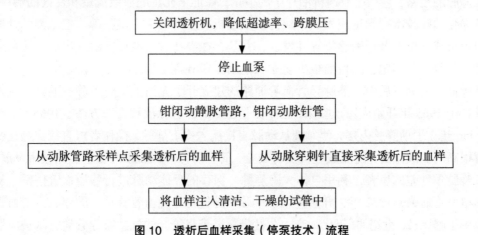

关闭透析机，降低超滤率、跨膜压

停止血泵

钳闭动静脉管路，钳闭动脉针管

从动脉管路采样点采集透析后的血样　　从动脉穿刺针直接采集透析后的血样

将血样注入清洁、干燥的试管中

图10　透析后血样采集（停泵技术）流程

第二章 血管通路技术

第一节 概述

一、血管通路技术的发展史

血管通路技术的发展伴随血液透析技术的进步经历了漫长的阶段。1943 年，Kolff 发明了血液透析疗法，为建立体外血液循环途径，采用直接穿刺法，但每次透析后结扎动静脉导致血管受到破坏，限制了临床的使用。1950 年以后，一些医师开始使用血管插管的方法为患者进行血液透析。1960 年，Quinton 和 Scribner 等创建了反复应用于血液透析治疗的动静脉外瘘，在上肢两个相邻的动静脉中各插入一个细管，再用一小段中间接管将两细管对接，形成动脉血流入静脉的短路，它在血液透析治疗中的应用，保证了充足的血液流量和良好的治疗效果，使血液净化治疗技术得到迅速发展，成为血液透析发展的第一个里程碑。但动静脉外瘘可能导致血栓形成、血管及周围感染等并发症，并且存在潜在致命性接管滑脱出血、使用寿命短及护理操作复杂等问题，故目前很少建立和使用。1961 年，Shaldon 等采用 Seldinger 技术建立股静脉插管，为以后中心静脉导管血管通路的建立开了先河。锁骨下静脉插管、颈内静脉留置导管于 1965 年开始应用于临床，至今仍是公认的深静脉插管首选方法。1966 年，Brescia 和 Cimino 建立了动静脉内瘘，使血液从动脉直接流入皮下静脉，操作者可直接穿刺这些血管而获得很高的血液流量，使血液透析变得安全、简单易行。在后来的血管通路技术发展方面，对浅表静脉条件差的患者，利用自体大隐静脉、保存的尸体动脉进行移植血管搭桥，从而建立了移植血管通路；1972 年，开始应用小牛颈动脉进行异种血管移植，同年，人工血管也问世并应用于临床；20 世纪 80 年代，半永久性带隧道带涤纶套的抗感染导管置管术被应用于临床。现如今，随着血液透析技术的不断发展，血管通路技术进一步提升。

二、血管通路的分类与适应证

（一）血管通路的分类

根据血管通路的使用目的与时间，将血管通路分为两大类：临时性血管通路和永久性血管通路。临时性血管通路包括直接动静脉穿刺血管通路、临时中心静脉导管；永久性血管通路包括自体动静脉内瘘、移植血管内瘘及长期中心静脉导管。

临时性血管通路主要是通过动脉和静脉穿刺建立应急血液出入途径，用于紧急血液净化治疗。需要长期血液净化治疗的患者和靠血液净化治疗维持生命的患者，应当建立永久性血管通路。永久性血管通路包括自体动静脉内瘘、移植血管内瘘（人工血管、异体血管移植物）、长期中心静脉导管。

1. 自体动静脉内瘘

自体动静脉内瘘适用于自身血管条件好、需进行维持性透析治疗的慢性肾衰竭患者。自体动静脉内瘘对患者生活自理能力的影响小，且手术费用低，使用方便，感染率低，危险性小，是长期维持性血液透析患者建立血管通路的首选方法。动静脉内瘘需等待内瘘成熟方能使用，一般为 1 ~ 3 个月。

2. 移植血管内瘘

移植血管内瘘适用于血管硬化狭窄、糖尿病肾病致血管损害、外周血管条件较差、无法选择合适的自体血管进行造瘘的患者。目前移植血管造瘘多采用人工血管进行，平均使用寿命为 2 年。人工血管内瘘成熟期为 2 ~ 3 周，红肿消退后即可使用，在血液透析治疗中血液流量充足，治疗效果好，但造价昂贵。但是对于既需要长期维持性血液透析治疗，又无好的自体血管，且又不愿意留置长期导管的患者来说，无疑是个福音。

3. 长期中心静脉导管

带隧道带涤纶套中心静脉导管适用于有心肌病变或血压低而不能维持血管瘘足够血流量的患者，或自身血管条件差但需要临时血管通路超过 3 个月、生命期有限的患者。需留置长期中心静脉导管的情况：自身血管条件不良，但没有能够造瘘的血管；心功能差而不能耐受造瘘所带来的心脏负担，以及血压过低而不能维持动静脉内瘘的功能的患者；不能提供血液透析治疗所需要的血液流量的患者；在短时间需要使用临时血管通路并且使用很长时间的患者。长期中心静脉导管在使用中血流量充足，不会因经常穿刺给患者带来痛苦，透析治疗效果也较为理想，根据相关报道，其最长使用时间为 5 年。

（二）血管通路的适应证

1. 临时性血管通路的主要适应证

（1）急性肾衰竭。

（2）慢性肾衰竭尚未建立永久性血管通路。

（3）内瘘未成熟或因阻塞、狭窄、血流不足、感染等导致内瘘暂时不能使用者。

（4）危及生命的并发症，如高钾血症、急性左心衰竭或酸碱平衡紊乱需紧急透析或超滤者。

（5）中毒抢救者。

（6）腹膜透析患者发生腹膜感染。

（7）肾移植术后发生急性排斥反应需紧急透析者。

（8）其他疾病需血液净化治疗支持等。

需注意，建立临时性血管通路时，选择直接动静脉穿刺还是经皮中心静脉导管置管术，应当根据患者血管通路的使用时间及血管状况进行具体考虑。

2. 永久性血管通路的主要适应证

（1）各种原因造成肾衰竭需靠血液透析治疗延续生命者。

（2）长期维持性血液透析治疗的慢性肾衰竭患者。

（3）其他疾病需血液净化治疗长期支持者。

（4）无预期地等待肾移植手术的患者。

应注意，永久性血管通路的建立方法及适应证，需要告知患者及家属，使其知情同意。因此血管通路的建立与选择，也受患者的知情同意及经济状况的影响。

第二节　直接动静脉穿刺技术

血管通路的建立一般要求使用方便，安全快捷，能保证充足的血液流量。在透析治疗中应使患者血液的重复循环少，保证良好的治疗效果，并且要尽量减轻患者的痛苦，使患者舒适等。对长期透析患者，尽量减少血管通路使用中的并发症，并保证足够长的使用寿命。对于临时接受血液净化治疗并且疗程短暂的患者，一般采用直接动静脉穿刺方法，建立临时性血管通路。

建立临时性血管通路的顺序：①首先选择和穿刺静脉，成功建立血液返回通路。②确认静脉穿刺针在血管内并且通畅后，选择和穿刺动脉，建立血液引出通路。

一、直接动静脉穿刺法

直接动静脉穿刺法使用血液透析专用穿刺针在动脉和静脉上各穿刺一针并保留固定，使之与血液回路相连接，形成体外血液循环途径，用于透析治疗。治疗结束后拔除动脉与静脉穿刺针，压迫止血。

（一）直接动静脉穿刺法的优缺点

1. 直接动静脉穿刺法的优点

（1）操作方法简便快捷，动脉血流量大，可以立即使用和进行有效的透析治疗。

（2）治疗结束后指导患者和家属压迫止血的方法简单，易于掌握，适用于各年龄组。

2. 直接动静脉穿刺法的缺点

（1）动脉血管神经分布较多，对疼痛比较敏感，因此穿刺给患者带来的疼痛感比较强。

（2）针刺血管后，血管收缩明显，不仅对操作人员穿刺技术的水平要求高，而且还会因血管收缩导致血液流量减少。

（3）穿刺时由于动脉血管压力大，易发生穿刺部位的血肿和出血。

（4）透析过程中因直接穿刺使患者肢体活动受限，还经常出现血液流量不足、出血或皮下血肿，后期血肿吸收差时还易形成假性动脉瘤。

（5）透析过程中形成血肿，致使透析后止血困难。

（6）反复穿刺易导致血管损伤，并与周围组织粘连，影响永久性血管通路的建立。

（二）直接静脉穿刺法

静脉穿刺是紧急血液透析治疗时，为建立血液还回的途径而采用的方法。静脉穿刺可选择的部位有四肢显露的浅表静脉，但尽可能选择动脉穿刺同侧肢体的静脉，便于观察和固定。静脉在皮下较为表浅，无脂肪组织包裹，易于观察和触摸。用来穿刺的静脉应当以静脉窦少、血管粗直且易于穿刺为佳，且易于固定。

静脉穿刺的操作方法同普通静脉穿刺操作，不同的是，因透析用穿刺针较粗（16～18 G），在静脉选择、进针角度、进针深浅方面均应特别注意。治疗结束后拔针压迫止血 30 分钟。

（三）直接动脉穿刺方法

动脉穿刺是紧急血液透析治疗时，为建立血液引出的途径而采用的方法。由于动脉血管压力较高，易发生出血或血液沿穿刺针漏出而形成皮下血肿，因此应先穿刺静脉，建立血液还回途径，并且经过抗凝处理，确认无问题后，才可进行动脉穿刺。动脉穿刺成功后马上连接血液回路的动脉端，建立血液引出途径，以引出血液进行治疗，减轻穿刺血管的压力，防止因血管内压力过高而致针孔处漏血，导致皮下血肿的发生。

1. 动脉穿刺部位

动脉穿刺部位有手腕部位的桡动脉、上肢的肱动脉、下肢的足背动脉。由于肱动脉有弯曲且位置较深，触摸感觉不明显，所以在穿刺上有一定的难度且后续止血困难，易形成血肿，在实际操作中不常选用此动脉。桡动脉或足背动脉位置表浅，触摸感觉明显，穿刺成功率高，压迫止血便捷，对患者肢体行动无影响，是临床紧急血液透析治疗时经常使用的首选动脉穿刺部位。

2. 动脉穿刺方法

物品准备：透析专用16 G穿刺针2根、创可贴2片、胶布、碘伏、棉签、治疗巾。

血管选择：桡动脉、足背动脉、股动脉，尽量不选择肱动脉。

操作步骤如下：

（1）穿刺前对患者的评估：患者神志是否清楚，配合程度，对疼痛的耐受性；穿刺部位皮肤是否完整，有无出血或皮下出血、破溃、感染灶；选用的动脉搏动强弱、深浅度、血管走向、曲直度等；血压、心率情况，脉搏弱、血压低者不宜行动脉穿刺。

（2）让患者取舒适体位，意识不清者做好穿刺肢体的固定。

（3）充分显露预穿刺血管的部位，避开病灶，确定进针角度、深浅度。

（4）准备好消毒物品、胶布和固定物品，连接好血液回路和穿刺针。

（5）消毒选定的穿刺部位，从中心向外环形消毒2次，消毒部位直径10 cm。

（6）消毒后进行穿刺，见有搏动冲击力的回血后固定针翼和穿刺针软管，及时将穿刺针连接口与血液回路动脉端连接并旋紧，开启血泵引血，并将已备好的静脉穿刺针与血液回路静脉端连接开始进行治疗。

（7）根据患者情况做肢体部位的固定，防止穿刺针移位、脱出及漏血，但要避免影响血液流量。

（8）治疗结束后操作：①先拔出动脉针，即刻压迫止血。②回血，将透析器和血液回路内的血液还回患者体内。③拔除静脉穿刺针，压迫止血。④压迫止血时间动脉穿刺点为4～6小时，静脉穿刺点为30分钟。

二、直接动静脉穿刺法的护理要点

（1）合理选择穿刺点、进针方向与角度、穿刺针固定方法。选择合适的针型，针的粗细、长短应适宜，正确掌握进针深度。不宜反复穿刺，以免引起出血及皮下血肿。

（2）动脉穿刺后血流量不足，大多是因为疼痛刺激血管引起痉挛，在确认穿刺针在血管内的情况下，不必立即调节穿刺针的位置，避免反复刺激血管，血流量不足的情况可随疼痛逐渐缓解而改善。

（3）透析过程中应加强巡视，严格限制穿刺肢体活动，发现针体移位或血肿、渗血应及时处理。

（4）透析结束后应做好穿刺点的压迫止血，动脉穿刺点先指压30分钟，再用纱布或弹性绷带固定4~6小时。对穿刺点的压迫力度应适度，以既达到止血目的，又无穿刺侧肢体指端缺血症状为佳。在压迫止血的过程中，注意观察患者指端有无青紫、体温低等缺氧状况，询问患者被压迫的肢体侧趾或指尖有无麻木、疼痛等，如有，应稍放松压迫，防止因缺血造成肢体损害；但放松的力度仍以表面不出血、皮下无血肿为宜。发现异常情况及时与医师联系。

（5）透析结束后做好健康宣教，告知患者应压迫止血的时间和去除压迫的操作手法，教会患者治疗结束后如何对穿刺部位进行观察，以及发生再出血时压迫止血的处理方法及出现血肿后当天冷敷的具体方法。

（6）压迫止血应注意：因动脉可穿刺的范围较小，操作时出现穿刺针进皮后直接进入血管的情况居多，一般长圆形压迫止血球（长径2.0~2.5 cm）沿血管走行压迫止血能够覆盖皮肤穿刺点和血管穿刺点。如穿刺针进入皮肤后没有马上进入血管而在皮下穿行后进入血管，皮肤穿刺点与血管穿刺点有一定距离，压迫止血球要压迫的位置应当要覆盖血管穿刺点，防止因压迫位置不当造成皮下血肿。

（7）因透析治疗中使用抗凝血药，穿刺点在去除压迫后会有出血或出现皮下血肿的可能性，对于再度出血者应立即同前法实施加压止血30~40分钟，一直压迫至不出血为止。如患者动脉穿刺部位肿胀、疼痛，说明皮下血管针孔处还在漏血，应立即将3个手指并拢在穿刺点处沿血管走行并排加压止血，并适当抬高患肢，按压至不出血为止。对当天穿刺后形成的皮下血肿，禁止热敷。

（8）直接动静脉穿刺法应当避开准备建立永久性血管通路的肢体或部位，防止因血管损伤造成血管狭窄，影响永久性血管通路的功能。

第三节　中心静脉导管置管术

中心静脉导管的建立由医师操作，护士则应配合穿刺、观察功能和护理留置的导管。

中心静脉导管适用于紧急透析治疗、自身血管条件或功能差、预期生命有限的患者，以及等待内瘘成熟、等待肾移植手术等需要进行一段时间的血液净化治疗但又缺乏血管通路支持的患者。

一、中心静脉导管的种类

第一，早期中心静脉导管是使用临时性血管通路专用套管针穿刺大静脉（如股静脉），做血液引出途径，长度7~10 cm，不能留置，治疗后需立即拔除。优点是套管能在肢体位置改变后随血管弯曲，在固定好后不必严格限制患者肢体的活动，患者感觉舒适。但在使用中存在有效长度不足而易于脱出、患者体位改变后血液流量不足等缺点。目前这种套管针的改良品种，作为普通动静脉内瘘的穿刺针在国外仍有使用。

第二，临时单腔或同轴双腔中心静脉导管，是在局部麻醉下穿刺血管后引入导管，并将导管临时留置在血管内建立的血管通路。导管的后端两翼缝合固定在皮肤外，增加了使用的安全性。采用管夹和肝素帽双重封闭导管措施，在严格无菌操作下，导管能够安全使用一段时间。导管有效长度为 12 ~ 20 cm，一般采用股静脉或颈内静脉穿刺并留置导管建立血液引出和还回途径。留置期为 3 ~ 7 天，有时也根据患者病情、有无感染及血管或费用的情况而延长使用时间。这种方法建立的血管通路较直接动静脉穿刺法血流量更充足，透析效果更充分，一般适用于肢体血管条件不好的患者或临时需要接受一定疗程血液透析治疗的患者。

穿刺置管的位置是股静脉时，由于股静脉在腹股沟，位置比较低，易被尿液污染，因而存在易感染的问题。另外，在因费用及其他问题延长导管使用时间的情况下，固定导管的缝线可能会因机体排异而长出体外，患者穿脱衣裤时，存在不慎将导管拽出等危险。

第三，同轴双腔不带涤纶套中心静脉导管，有效长度为 20 cm，为深静脉置管，血流量良好，留置期为 30 ~ 45 天。

第四，带隧道带涤纶套中心静脉导管，有效长度为 36 cm，比临时导管稍长。目前使用的这种导管均为进口产品，导管是由硅胶材料制成，质地柔软，韧性较强，对血管内壁刺激性小，需要采用再撕开式鞘管技术帮助其插入静脉。一般用于颈内、外静脉和股静脉穿刺留置，管上有 1 cm 左右的特殊结构，能与皮下组织生长在一起，从而起到内固定作用，增加了安全性并使患者生活较为方便。置管操作方法较前两种更复杂，技术性要求更高，有一定的危险性；治疗中血液流量充足、稳定，透析效果理想，没有每次治疗时穿刺带给患者的痛苦，有较好的抗感染性和生物相容性。由于该导管通常会做一段皮下隧道，导管的位置不妨碍患者活动，使用时间又长，因此也被一些经济条件好、外周血管条件差的患者所接受。长期导管一般使用 0.5 ~ 3.0 年，也有中途换管的情况，最长使用时间不超过 5 年。

二、中心静脉导管置管建立血液通路的方法

中心静脉导管通常是在静脉穿刺后用钢丝导引置入的（Seldinger 技术），留置带隧道带涤纶套中心静脉导管时还需做皮下隧道。

血液净化治疗专用的中心静脉导管优点是保证血流量充足，避免反复穿刺血管给患者带来的痛苦，治疗时操作简单易行，在导管置入后就可以立即使用，永久性中心静脉导管的置管位置较临时性导管使患者更舒适，在抗凝技术的支持下可以反复使用并且不必反复穿刺破坏血管，在临床上应用广泛。常用的导管置入静脉有颈内静脉、股静脉和锁骨下静脉。留置带隧道带涤纶套中心静脉导管时可选择的中心静脉有颈内静脉、颈外静脉、股静脉。

（一）经皮颈内静脉置管术

1. 体位

患者取仰卧位，头后仰 15° 并转向穿刺对侧。

2. 方法

经皮颈内静脉置管方法分为三种：中路法、后路法、前路法，以中路法最为常用。

（1）中路法：由胸锁乳突肌三角的顶端，颈总动脉前外侧进针，针干与皮肤呈 30° ~ 45°，

针尖略偏外。

（2）后路法：由胸锁乳突肌外侧中、下 1/3 交点，锁骨上缘 3~5 cm 处进针，针尖朝向胸骨上切迹。

（3）前路法：由胸锁乳突肌前缘中点，颈总动脉后旁开 0.5 ~ 1.0 cm 处进针，针尖朝向同侧乳头，与皮肤冠状面呈 30°~45°。

进针深度：常规 1.5 ~ 3.0 cm，肥胖者 2.0 ~ 4.0 cm。置管长度：男性 13 ~ 15 cm，女性 12 ~ 14 cm，小儿 5 ~ 8 cm。

3. 注意事项

因右侧肺尖和胸膜低于左侧且右侧静脉较直，穿刺右侧较左侧更安全。为避免伤及颈动脉，穿刺针方向不可朝向中间。

（二）经皮股静脉置管术

1. 体位

患者取仰卧位，大腿外展。

2. 穿刺点

腹股沟韧带下 2 ~ 3 cm，股动脉内侧 0.5 ~ 1.0 cm 处。

3. 注意事项

应选择长度为 18 cm 以上的导管，使导管能够达到下腔静脉，以保证血液流量。股静脉位置低，易发生感染，应严格消毒皮肤并备皮。

（三）经皮锁骨下静脉置管术

1. 体位

患者取仰卧位，头后仰并转向穿刺对侧。

2. 穿刺点

穿刺点位于锁骨中、外 1/3 交界处，锁骨下 1.0 cm，针尖朝向胸骨上切迹。应注意，穿刺点靠外有发生气胸和损伤动脉的危险。

三、中心静脉导管置管的护理

（一）置管操作时的护理

1. 物品准备

中心静脉导管（型号由患者情况而定）、穿刺针、扩张器、导丝、留置导管、肝素帽、手术刀（如长期留置导管还需隧道针、撕脱鞘）、无菌手套、静脉切开包（内含无菌治疗巾、持物镊、止血钳、手术刀、手术剪、缝合针线、持针器、消毒用棉球、弯盘、小药杯、无菌纱布 3 ~ 5 块）、碘伏、胶布、5 mL 注射器 2 支、2% 利多卡因 1 支、注射用生理盐水、肝素 1 支。

2. 患者准备

护士在患者接受中心静脉导管置管术建立血管通路时，除应当积极做好物品准备外，还要做好患者方面的准备工作。如为减轻患者心理压力与恐惧，可以告诉患者"这个手术是医师经常做的""使用麻醉药可以减轻疼痛"等，告诉患者护士会一直在旁边守候等，给患者以心理暗示，使患者产生安全感，为积极配合治疗创造条件。同时应当注意规避医疗风险，如检查家属承办的费用手续等是否齐全，置管术同意书上患者或家属是否已签名确认。

3. 置管术的护理配合

置管术前：①为患者测量血压、心率。②帮助患者摆好体位。③做好皮肤准备。④对有心力衰竭的患者做好吸氧及抢救准备等。

置管术中：①医师选择血管，如留置带隧道带涤纶套中心静脉导管，在超声引导下进行置管可提高准确率。②置管时协助患者保持正确体位，尤其是昏迷患者。③消毒皮肤，核对并准备好局部麻醉药，铺治疗巾。④在医师注射麻醉药和刺探血管时，将导管和导丝浸泡在无菌生理盐水中，排出气体。将准备好的 5 mL 注射器抽吸生理盐水（高凝状态患者应使用肝素盐水），衔接穿刺针备用。⑤麻醉完毕立即递送穿刺针，在医师成功穿刺血管后插入导丝，退出穿刺针时，递扩张器，扩张后协助医师将导管穿入导丝。当导管沿导丝进入血管至合适的位置时，撤出导丝，关闭导管动、静脉端，防止出血和空气进入，并用生理盐水冲注留置导管的动、静脉管，防止管内凝血。操作过程中应严格执行无菌操作，避免导丝、导管及管口的污染。在导管不立即使用的情况下，以 5 mL 注射器抽吸注射用生理盐水冲注导管，并遵医嘱抽吸肝素封管，防止留置导管内凝血。⑥在医师缝合固定好留置导管后，再消毒、盖敷料，并以无菌纱布包裹导管。⑦注意操作熟练、准确，及时递送器械、物品，与医师紧密配合，严格执行无菌操作，辅助医师把血管通路建立好。

置管术后：①如患者需要马上接受治疗，应及时与已备好的血液回路对接进行治疗，注意将导管内的肝素液抽吸出来，不使其进入患者体内，以防止肝素使用过量。②如穿刺不顺利，可遵医嘱给予低分子量肝素或无肝素透析防止出血。③透析中应巡视穿刺部位有无渗血，有出血的情况下酌情使用吸收性明胶海绵压迫止血，及时报告医师，遵医嘱使用等量鱼精蛋白对抗肝素，出血严重时，遵医嘱拔管。④如不立即进行治疗或在治疗结束后，要遵医嘱用抗凝血药封管，防止血液在导管中凝固。⑤留置导管当天应观察敷料有无渗血、导管周围皮肤有无血肿、疼痛，有特殊情况应及时与医师联系。

注意事项：操作完毕后及时整理物品，做好护理记录，保持治疗记录完整。医疗废弃物按医用垃圾处理，利器归入利器废物盒。适时做好健康宣教，向患者及家属讲解注意事项，教会患者及家属对新建血管通路的自我观察和护理方法，防止意外事件发生。

（二）透析治疗时中心静脉导管的护理

（1）治疗前观察导管周围是否有渗血、渗液、红肿、脓性分泌物，皮肤是否完好。每次透析治疗时严格执行无菌操作，取下导管外端敷料，然后铺无菌治疗巾，取下肝素帽，严格消毒导管口并用注射器回抽导管内肝素液，以免肝素大量进入患者体内造成出血。同时应检查回抽液中是否有血凝块，防止其注入血管形成血栓。

（2）在打开肝素帽后，导管和血液回路连接与断开时必须连接注射器，以免顶端和管腔持续暴露于空气中，且应先从静脉导管注入首次剂量的肝素后，再连接血液回路。连接操作完毕后，应用无菌敷料将连接部位包裹，并立即开始透析治疗。同时，将平铺的治疗巾回折覆盖已包裹的连接部位，使连接部位处于治疗巾的无菌面内。

（3）在患者衣服上就近固定血液回路，以免患者翻身时不慎将导管带出。

（4）每次透析时检查导管缝线是否牢固，有无断裂，发现有问题时及时向医师请示处理，避免发生导管滑脱或漏血现象。一般在导管部分脱出的情况下，严格消毒后即可顺势送入；但如脱出较多则不可送入，须拔出并重新插管。

（5）在分离肝素帽或分离血液回路操作时，注意关闭导管，防止空气进入血管造成气体栓塞。

（6）治疗结束时消毒导管口，将肝素液分别推注至动、静脉管腔内，封管的肝素量为1 000 ~ 5 000 U/mL。关闭导管夹，拧紧肝素帽，防止漏血、进气，消毒肝素帽及导管后以无菌纱布覆盖包扎并固定，保持干燥。

（7）非永久性导管血流量不足时，可局部消毒后调整导管，寻找最佳位置固定。

（8）使用导管时，如用注射器抽吸管内肝素液困难，则可能有血栓或纤维蛋白鞘形成，要及时告知医师，并遵医嘱进行溶栓治疗。一般用尿激酶40 000 U溶于生理盐水2 mL中注入阻塞侧导管，等待20 ~ 30分钟抽出所注入的溶栓剂并观察有无血凝块。应根据导管容积的不同，按照管内容量来溶解预注入的尿激酶。尿激酶有效期短，应现用现配。

（9）每周3次或按透析治疗次数在透析治疗结束时，在无菌操作技术下使用肝素封管，并更换覆盖伤口及包裹管口的敷料。对于血液处在高凝状态的患者，应每日用肝素封管1次，以防凝血。透析间隔为3 ~ 4天时，即便中间不做透析治疗，也应嘱患者到医院重新封管换药1次。封管操作时，应严格执行无菌操作，准确使用抗凝血药。

（三）中心静脉置管患者的日常护理

（1）对于浅昏迷或不能控制行为的患者，应由专人看护，必要时应限制其双上肢的活动。

（2）经皮股静脉置管的患者，应尽量减少下地走动的次数，以免压力过高，血液回流进入导管，使血液长时间积存于管口而造成管内凝血阻塞。患者坐姿不宜前倾，身体与腿的夹角不应小于90°，以防止导管变形、打折。并应注意保持会阴部清洁、干燥，防止尿液浸湿敷料。

（3）穿、脱衣裤时动作轻柔，避免不慎将导管拔脱。在医院外不慎拔出导管时，应立即用原有敷料内面覆盖原留置导管处的伤口，同时用手按压止血30分钟，并及时到医院进行处理。

（4）禁止使用留置导管做输液、输血治疗，这类导管是进行血液透析治疗的专用导管，不能作为他用。原因如下：①导管里有特定量的抗凝血药，输液时如果把管内的抗凝血药冲进体内，会发生全身抗凝反应，使凝血时间延迟，有发生出血的危险。②中心静脉导管一般都是留置在大静脉，药物的刺激会引起静脉炎，造成管腔狭窄、血栓形成，影响今后导管的留置。③这种专用导管的封管技术及抗凝血药的用量不被其他科室所熟悉，常常会造成导管内的抗凝血药废弃，影响治疗。

（5）指导患者每日测体温，以观察是否存在导管感染及留置导管局部感染。嘱患者密切观察穿刺部位局部有无疼痛，皮肤有无红肿、发热等炎性反应，发现有问题时应及时与医护人员联系，以及时换药并进行抗菌治疗。

（6）指导患者日常注意个人卫生，养成良好的卫生习惯，保持插管局部皮肤清洁、干燥。勤换内衣，指导患者洗澡的方法。洗澡时应避免浸湿敷料，防止细菌在管口沿导管进入体内引起感染，如果敷料被浸湿，应当及时更换无菌敷料，预防感染发生。

（四）中心静脉导管置管术的并发症及护理

中心静脉导管无论是临时留置还是长期留置，置管时均存在穿刺困难、出血、皮下血肿、空气栓塞等危险，甚至锁骨下静脉穿刺还存在气胸、血胸等危险。留置导管后均有感染、漏血、脱管、空气栓塞、管内血栓形成、凝血阻塞等并发症的危险。

1. 中心静脉导管置管术后并发症的观察与护理

（1）穿刺部位出血：为常见的并发症之一，多由于穿刺不顺利、反复穿刺致血管损伤而造成。观察穿刺部位有无出血和皮下血肿并及时进行处理非常重要。护理措施是发现出血立即指压 20 ~ 30 分钟，或敷盖止血药加压包扎直至出血停止，告知患者静卧。及时通知医师将肝素减量，或使用肝素的拮抗药鱼精蛋白中和。

（2）局部皮下血肿：常在患者主诉疼痛时被发现，应急处理措施为用力压迫穿刺部位止血，注意观察局部血肿有无继续增大，若 30 分钟以上无继续出血，则局部加压包扎并密切观察。

（3）锁骨下静脉穿刺留置导管存在气胸、血胸等危险，术后应密切观察患者的生命体征，及时发现问题并告知医师，及时处理。

2. 中心静脉导管置管术后远期并发症的护理

（1）血栓形成

原因：留置导管使用时间长、患者血液高凝状态、抗凝血药用量不足、少量空气进入管内等均易引起血栓形成。

护理措施：在护理操作中首先应认真评估导管是否通畅，每次治疗使用导管应遵循一个原则，即先抽吸管内抗凝液，并观察导管是否畅通，在确认通畅后才可注入生理盐水。如不通畅，切忌向管内注入液体，以免血凝块脱落导致栓塞。发现导管不畅通时，按导管容量将尿激酶加入生理盐水注入导管，保留 20 ~ 30 分钟，再抽出被溶解的纤维蛋白鞘或血凝块。若一次操作无效可反复操作。

（2）感染

感染是留置导管的主要并发症。常见原因为：①导管连接部或导管外部污染。②治疗中管腔污染。③身体其他部位的感染灶经血液循环所致。其分为导管出口感染、皮下隧道感染、血液扩散性感染。局部表现为红肿热痛、隧道有脓性分泌物，全身感染可致体温增高、白细胞增多等。感染是导致拔管的重要原因，减少感染重在预防。

护理措施：①局部换药，置管处每天换药 1 次，一般用安尔碘由内向外消毒 2 次，换药时观察皮肤周围或隧道表面有无红肿或脓性分泌物溢出等感染迹象。②尽量用纯肝素液封管，延长抗凝液保留时间，减少封管造成污染的次数。③观察患者体温变化，每日测体温 1 次。导管出口或皮下隧道等局部感染时，一般无全身症状，应用抗生素治疗，同时做导管细菌培养，发现致病菌并使用敏感抗生素。经抗感染治疗 2 周后，仍然不能很好地控制感染时，应及时拔管或酌情更换留置导管。特别是永久性留置导管者，若感染得不到控制，会发生严重的并发症，如菌血症、化脓性静脉炎、心内膜炎、骨髓炎等，应当引起高度重视。

（五）导管的护理

（1）导管功能不良

经皮颈内静脉与锁骨下静脉置入的中心静脉导管，其顶端应位于第 2 ～ 3 肋间隙处，顶端动脉孔应朝向静脉腔中心；经皮股静脉置入的导管应当进入下腔静脉，这样才能保证血液流量充足。导管位置不良或紧贴血管壁，会导致中心静脉导管的功能发生障碍，使血流不畅，血液流量不足，甚至完全无血液引出。

护理措施：①轻轻转动导管调整位置，在导管位置不良或紧贴血管壁的情况下，导管位置一旦合适，血液流量不足的情况可立即得到改善。②导管内血栓形成时，溶栓方法为将尿激酶 5 000 U/mL 按导管容量注入，闭管保留 15 分钟后抽吸回血 4 ～ 5 mL，如重复 2 次效果不佳应考虑换管。③导管内纤维蛋白鞘和附壁血栓形成时，表现为生理盐水注入容易但抽吸困难，可遵医嘱进行全身溶栓（尿激酶 2 000 U/h，持续 6 小时静脉滴注）、圈套器导管剥离或更换导管。血栓较多或顶部血栓形成时，更换导管比溶栓更为安全。血栓完全阻塞时需拔管，重新建立血管通路。④单侧导管血栓形成并阻塞时应取一侧通畅导管作为引血途径，另行外周静脉穿刺建立血液还回途径，以保证透析的治疗效果。

（2）导管脱出

临时性静脉留置导管是通过将导管侧的两翼缝合在患者皮肤上进行固定的。由于患者活动过多、体位突然变化使导管受到牵拉或机体排异使线头长出体外，造成导管缝线断裂或脱离皮肤。当患者再度不慎活动时，会拉拽导管发生脱出，严重时会造成出血。

护理措施：①导管脱出较少时，首先应判断导管是否还在血管内。可进行常规消毒后用注射器抽取管内抗凝液，如回血流畅，证明导管还在血管内，然后进行严格的消毒，顺势将导管插到先前的刻度，重新缝合固定。②若留置的导管脱出较多，抽吸时未见回血或X 线等检查已证实导管不在血管内，应拔除导管，局部压迫止血 30 分钟，并重新建立血管通路。

第四节　自体动静脉内瘘技术

动静脉内瘘是用手术的方法在患者肢端皮下建立的一种安全并能长期使用的永久性血管通路，包括自体动静脉内瘘和移植血管内瘘。

自体动静脉内瘘是在患者非惯用手臂的远心端，将自身血管的动脉与相邻近的静脉吻合，使这支动脉血管的部分动脉血液流入吻合后的静脉，使静脉发生动脉化改变。这支动脉化的静脉不仅血流充足且明显暴露于体表，用手触摸静脉能够感觉到震颤。在血流的冲击下，静脉血管扩张变粗，管壁逐渐增厚、形成血管瘘，便于血液透析治疗时的穿刺。

自体动静脉内瘘适合于慢性肾衰竭依赖血液透析治疗维持生命的患者及无预期的需要血液净化治疗的患者。

一、建立动静脉内瘘的原则与时机

（一）建立动静脉内瘘的原则

建立动静脉内瘘会破坏血管，甚至对以后肢体的血供及血液回流会产生影响，为保护患者的血管，在选择动静脉造瘘血管时需遵循"由远而近、由左到右、先上后下、先自身后移植血管"的原则，即应从肢体远端开始选择合适的血管，不可先选择近心端的动脉和静脉；应先选择患者非惯用手臂，无合适血管才可选择惯用手臂；先选择上肢，无条件时才选择下肢；血管条件好的应先做自体血管内瘘，在患者自身血管条件差、不能保障内瘘功能情况下才选择人工移植血管。要根据患者病情合理选择，根据血管情况周密设计、计划和应用。

（二）建立动静脉内瘘的时机

一般慢性肾功能不全患者，血肌酐 > 353.6 μmol/L，内生肌酐清除率 < 25 mL/min 时，即应建立内瘘。病情危重需紧急透析的患者，应先采取临时性血管通路。经数次透析病情好转时，建立动静脉内瘘，待人工血管瘘、自体动静脉内瘘的内瘘成熟后再使用。应注意，未控制的心力衰竭及血压过低者不宜造瘘。预造瘘肢体近心端血管有畸形、血栓、狭窄等状况时不宜造瘘。

二、自体动静脉内瘘吻合手术

（一）常用部位

1. 前臂

桡动脉 – 头静脉，尺动脉 – 贵要静脉。

2. 肘部

肱动脉 – 贵要静脉、肘正中静脉、头静脉等。

3. 其他

也有选在鼻咽窝处者，具体选择部位主要根据患者具体情况，从保护患者血管出发分析确定。第 1 次造瘘手术应选择从非惯用手臂的前臂腕部远端的桡动脉 – 头静脉开始。

（二）术前准备

1. 物品准备

手术包、1% 利多卡因、消毒物品、缝合针线、肝素注射液、注射用生理盐水、5 mL 注射器。

2. 患者准备

术前向患者介绍建立内瘘的目的、意义，解除患者恐惧心理，使其能够配合治疗。告知患者，准备做内瘘的手臂禁止做动静脉穿刺，防止损伤血管。维护好皮肤的完整性，以免术后感染。

3. 评估

评估预做血管通路的血管的状况，可做血管超声检查了解预吻合的动、静脉血管的走行、内径和畅通情况。

（三）手术方法

1. 侧－侧吻合

动脉血管与静脉血管在最靠近处侧面吻合。较高的血液压力灌入静脉形成静脉高压，易使肢端血液回流受阻，造成肢体水肿。

2. 端－端吻合

动脉的近心端与静脉的回心端的断端相吻合，形成动脉短路。此法瘘功能良好，但大量血液从静脉流走，会发生末梢缺血，再加上末梢动脉血管的抵抗增加，肢端缺血会更为严重，称为"窃血综合征"。糖尿病、高龄及外周血管病变的患者，端－端吻合会加重末梢缺血，发生坏死及神经损害。

3. 端－侧吻合

静脉断端与所选动脉侧相吻合，既可避免高压力的血液灌入静脉，又对肢端的血供无严重影响，可有效避免上述并发症。从对长期透析患者动静脉内瘘的观察结果来看，端－侧吻合的方法更加理想，也是临床上最常采用的方法。

三、自体动静脉内瘘的穿刺技术

为了建立血液透析治疗时的体外血液循环途径，可利用患者自体血管建立动静脉内瘘进行穿刺引血并回血。其中引血侧穿刺用动脉针，回血侧穿刺用静脉针。

（一）穿刺前准备

在穿刺前应当做好各项准备工作。

1. 治疗准备

透析器与血液回路预冲完毕、透析机处于透析前准备状态、抗凝血药准备并安装完毕等。

2. 物品准备

治疗巾、16 G 穿刺针、消毒物品、胶布，如需检验还应准备试管。

3. 患者准备

测量体重完毕，脱水量计算完毕，测量血压、心率完毕，透析治疗医嘱已开出。

在各项工作准备完毕后，才可进入穿刺步骤。

（二）穿刺前评估

评估穿刺点周围皮肤是否清洁、完整，有无破溃、红疹、疮疖等感染灶。认真触摸血管的走向、深浅度、弹性，选择合适的进针点、进针角度、进针深浅。感觉血流震颤强弱，必要时听诊，评估动静脉内瘘的功能。询问患者是否做好治疗前准备，如是否需要如厕、是否测过体重，并帮助患者摆好穿刺体位，避免治疗中因过于疲乏而频繁变换体位，导致穿刺针刺破血管引起皮下血肿。

（三）穿刺部位、穿刺点选择

动脉穿刺部位：一般在肢体远心端，迎着血流方向建立血液引出途径。穿刺点距离内瘘吻合口 3 ~ 5 cm 或以上，在血管上方偏左或右。在血管侧面穿刺不利于压迫止血。根据患者血管情况，穿刺方向也可酌情离心或向心。正常情况下禁忌穿刺吻合口，以免造成血管内壁损伤，影响动静脉内瘘的功能。

静脉穿刺部位：一般在肢体近心端，穿刺方向是向心顺血流方向。如选择动静脉内瘘的同一静脉，穿刺点应距离动脉穿刺点 10 cm 以上，以减少治疗中的再循环。也可选择其他普通体表较直、易于穿刺的静脉作为血液的还回途径。

使用穿刺针应注意更换每次穿刺点的部位，反复穿刺同一点会造成局部组织损伤，引起出血和止血困难。进针角度、深度据患者血管的具体情况而定。

（四）穿刺技术

1. 针尖斜面向上穿刺法

针尖斜面向上呈 15°穿刺，是最普通且正规的穿刺方法，是日常操作中最惯用的方法，能够保证穿刺的准确率。但是由于血液透析专用穿刺针比较粗，穿刺时因皮肤组织有弹性并产生向下的压力，穿刺针斜面向上会在穿刺瞬间取走局部穿刺点的部分组织，造成拔针后无皮肤组织覆盖的圆形创伤。日常可见针孔处粗大呈圆形，显示创面大。隔 2 天患者再次透析时针孔周围红色炎症浸润明显（1 ~ 3 mm），自愈修复差，修复期长，不易愈合。在患者长期透析的治疗下，沿血管走行可见穿刺部位瘢痕密布，反复穿刺使皮肤与血管粘连，弹性减弱，在内瘘血流的压力支撑下变薄，容易发生出血和止血困难。因此，使用尖锐穿刺针时要充分利用内瘘的长度，合理选择穿刺点，避免在同一部位穿刺，切忌定点穿刺，每个穿刺点应保持 0.5 ~ 1.0 cm 的距离，尽量采用"纽扣"或"绳梯状"穿刺方法，防止动脉瘤的形成。

2. 针尖斜面向下穿刺法

针尖斜面向下，是一种保护患者动静脉内瘘的操作方法，是非常规操作方法。此法若要保证穿刺的准确率，对穿刺技术的要求比较高，如穿刺角度、进针力度的判断要非常准确，手法要非常轻巧。由于穿刺时穿刺针斜面向下挑起皮肤，虽然皮肤组织有向下的压力，但是斜面向下不会在穿刺瞬间取走局部穿刺点的部分组织，拔针后皮肤的皮瓣会覆盖针孔，日常可见针孔处细小呈弯月形，创面小，修复期短，非常利于愈合，并且患者疼痛感觉与斜面向上穿刺无异。在隔日透析治疗时，穿刺局部皮肤无红色炎症浸润，只留下穿刺针痕。此穿刺方法对防止内瘘感染、保护内瘘功能、延长内瘘使用寿命非常有利。

3. 皮下隧道穿刺法（纽扣通道穿刺法）

皮下隧道穿刺法是在 2 ~ 3 次血液透析治疗时，使用尖锐的穿刺针保持针尖斜面向上在相同部位、同一穿刺点、同一深浅度和同一角度、方向进行穿刺。在以后的治疗中每次先用针头将上次穿刺孔上的结痂剥离去除，然后使用钝针试探着沿前几次治疗时形成的穿刺通道进入，在进入血管时有轻微的突破感。这样多次治疗后形成皮下隧道，既便于穿刺又便于止血，可防止由于反复穿刺形成动脉瘤，并且抗感染能力强。虽从外观看穿刺处只是一个针孔，但与定点穿刺有本质的区别。这种方法在日本、加拿大均有使用，称为"纽扣通道"，家庭透析患者可自我穿刺进行治疗。皮下隧道穿刺法适合于血管条件不理想的患者及人工血管内瘘者。皮下隧道穿刺法损伤小，易压迫止血，隧道形成后提高了穿刺的准确率，使穿刺操作变得更为容易。

皮下隧道穿刺法对前几次制作隧道时的穿刺要求很高，几次穿刺即使位于同一针孔，但如果进针的深浅度、方向、角度及绷紧皮肤的松紧度不同，都会影响皮下隧道的建立。因此，在开始建立隧道时的穿刺通常是由 1～2 名穿刺技术熟练的专业人员完成，在隧道形成以后才可换人穿刺。已成形的皮下隧道穿刺时禁忌用锐利穿刺针，以免破坏已形成的隧道。目前国内没有生产透析专用钝针，使用进口消耗品会增加治疗费用，但是可以减少对患者血管的损伤，提升穿刺的便利性。

4. 定点穿刺法

定点穿刺后从皮肤表面上看，外观与皮下隧道穿刺法相同，只见一个针孔，但两者有本质的区别。定点穿刺易形成动脉瘤，仅适用于新使用的动静脉内瘘穿刺困难者。一旦内瘘功能状况好转，应及时改变穿刺方法，减少对皮肤与血管的损伤。

5. 穿刺顺序

血液透析治疗时首先应建立静脉回路，即先穿刺静脉，成功后根据医嘱推注肝素盐水进行肝素化，然后再建立动脉引血通路，即穿刺动脉。一些患者自体血管条件差，形成动静脉内瘘的血管比较短，需要寻找普通静脉做血液回路，在穿刺难易程度上较动脉穿刺困难。如果还没有建立静脉回路就已建立了动脉引血通路，一旦静脉穿刺困难就会处于被动状态。

6. 拔针与压迫止血方法

拔静脉穿刺针前消毒针孔，应用无菌止血贴覆盖，用大小适度的棉球或纱布压迫穿刺点并将针拔出。将压迫止血球固定在动脉穿刺的针孔部位，注意应敷盖血管进针点，防止皮下出血。拔针力度要适当和平稳，针尖不可上下翘，以免拔针时划伤血管内壁，造成血管狭窄，影响内瘘的长期使用。拔针后的瞬间即用止血球压迫止血，针在血管内时禁止向下加压用力。

拔针后采取正确的止血力度，压迫力度以不渗血和在回心侧能听到血管杂音或触及震颤为宜。压迫止血时间为 15～20 分钟。如果患者凝血时间长，压迫时间可适当延长。如患者血压低、血流缓慢，压迫时间不可过长、力度不可过大，防止内瘘阻塞。拔针后注意观察内瘘静脉的搏动和血管震颤状况。需注意，压迫止血球 15～20 分钟可取下，止血敷料 12 小时后方可取下，同时注意观察有无出血发生。患者回家当天不做血管充盈锻炼，防止针孔处再度出血。如果穿刺后发生皮下瘀血，在透析 24 小时后可于穿刺点周围涂抹活血化瘀药物。24小时内禁止湿热敷，因湿热敷可使血管扩张，加重出血。血压低、血流缓慢的患者禁止冷敷，以防凝血。

（五）穿刺注意事项

自体动静脉内瘘要等待内瘘成熟才可使用，即在动脉血流的冲击下，静脉血管管壁增厚和扩张形成内瘘。动静脉内瘘形成后血管隆起便于穿刺，可以提高穿刺的准确率，不会降低内瘘的使用寿命。

对于穿刺部位的选择，由于新瘘的血管壁还很薄弱，应选择距离内瘘稍远的部位穿刺。可先用听诊器探明血管走行，然后用手指触摸内瘘引出的静脉，从远心端向近心端沿血管走行寻找血流震颤的最弱点，再从最弱点向远心端倒回 1.0～1.5 cm，在有把握的情况下将其作为穿刺点。穿刺成功后作为引血通路使用，另选择一处较好的普通静脉作为血液回路使用。如果选择的穿刺点距离吻合口不到 5 cm，最好放弃穿刺该部位，转而在肘部寻找内瘘引出的静脉进行穿刺，以保护内瘘。

要保证新成熟的内瘘的穿刺一针成功，操作前一定要仔细评估血管。要考虑到新瘘的血管壁薄、比较脆弱，血管内血流压力大，易发生血肿等，避免穿刺失败。止血带的松紧度要适当，特别是对动脉硬化、血管脆性大的老年患者，阻力过大时穿刺易发生皮下出血。进针时应当平稳，沿血管走行轻巧进入，不可划伤血管内壁。首次使用内瘘时禁止强行提高血流量，应根据患者血流量状况逐渐升至治疗量。

（六）穿刺特殊情况处理

1. 动静脉内瘘穿刺后发生肿胀的处理方法

穿刺动静脉内瘘时发生的局部肿胀均为皮下出血所致，表明穿刺失败，应及时处理。皮下血肿过大，容易发生感染或压迫内瘘造成内瘘阻塞，影响使用功能，应特别注意。

新内瘘穿刺失败出现血肿时应立即拔针，压迫止血，同时另建血管通路进行透析，血肿部位用小冰袋适当冷敷，待血肿消退后再行穿刺。

成熟内瘘穿刺过程中出现小血肿时，如血肿是由于血管内压力大，针刺破时血液冲出造成，并且穿刺针确在血管之内，应马上松开止血带，开泵引出血液，使局部血管压力降低。如引血后不再继续出血则继续治疗，并在穿刺部位顺穿刺针的两侧放置止血棉球，施加适当压力后固定，防止继续出血，并随时观察。当血肿继续增大，加压止血不能奏效时，即使能够维持透析流量也应立即拔针，压迫止血，防止血肿再度增大，进而诱发感染并影响内瘘的功能。

静脉穿刺失败出现血肿时，由于静脉穿刺针是为了建立血液的还回通路，有大量血液要经此通路回输入体内，静脉有损伤时会漏血形成皮下血肿，因此即使估计穿刺针仍在血管内，也要拔除穿刺针，重新建立血管通路。

2. 动静脉内瘘穿刺后发生血流不畅的处理方法

动静脉内瘘穿刺后发生血流不畅的特点为：远心端血流不畅表现为血液流量不足，近心端血流不畅表现为静脉压升高。

（1）穿刺的动脉端血流不畅

新动静脉内瘘穿刺后发生血流引出不畅的主要原因是内瘘功能欠佳或血管痉挛，穿刺前听诊或触诊可发现血管震颤及杂音较弱，在治疗上机后血液流量 < 200 mL/min。治疗时如血液流量为 180 ~ 200 mL/min，可以继续治疗。

成熟内瘘穿刺后发生血流引出不畅者，往往与内瘘狭窄、血栓形成、血管不全阻塞或穿刺针位置不当等有关。透析治疗时伴有血液流量 < 200mL/min，当血泵运转的引血速度大于内瘘血流速度时，血液回路内形成负压，使静脉压与动脉压降低，透析机频繁报警，动脉空气探测器内液面上下波动，严重时有大量泡沫析出。如内瘘完全阻塞，则血液引出不能，无法建立体外血液循环，影响治疗。

内瘘狭窄、血栓形成的临床表现为患者动静脉内瘘搏动、震颤及杂音减弱或消失，在穿刺前评估时就可以发现。若穿刺针位置欠佳仅是因为血液流量不足，变换穿刺针的位置或角度常可使其改善。

（2）穿刺的静脉端血流不畅

静脉端穿刺血流不畅，在临床治疗时表现为回心阻力增加使静脉压增高而导致机器频繁报警。当把血泵速度调慢时，静脉压下降，在 200 mL/min 以下的某一血液流量时回落到正常范围，并且穿刺针周围无血肿，说明所穿刺的血管不全阻塞或狭窄，或者穿刺针位置不佳，靠近静脉窦或在夹层涡流等处。

如果穿刺前评估时听诊、触诊发现没有内瘘搏动、震颤及杂音减弱，可将穿刺针拔出一部分，在血管内顺血管腔轻轻进入主腔。如退针时出现皮下血肿，应立即将针拔除，压迫止血 20 ~ 30 分钟，并重新建立血液还回通路。

四、自体动静脉内瘘的护理

（一）自体动静脉内瘘的术后护理

（1）造瘘手术后患者应卧床休息 24 h，观察其血压、心率、心律、呼吸及体温。

（2）观察内瘘是否通畅，对造瘘血管的回心侧静脉进行触诊或听诊，每日 ≥ 3 次，感觉血管内血流的震颤或轰鸣声是否有减弱，若发现异常及时告知医师。

（3）观察肢端有无缺血情况，了解患者手指有无麻木、疼痛等感觉，并观察手术侧肢体末梢的温度与健侧相比有无降低，肢端有无发绀等缺血状况。

（4）观察切口有无渗血、血肿情况，保持敷料清洁、干燥，发现渗血应与医师联系。

（5）观察手术侧肢体静脉回流状况，适当抬高患肢，促进静脉回流，减轻造瘘侧肢体的水肿。

（6）教会患者术后对动静脉内瘘的观察方法，应使患者学会触摸内瘘局部的血管震颤，会听内瘘血管内血流杂音，了解内瘘通畅和堵塞的表现。告知患者发现问题，如血流声音减弱、血管震颤消失时，及时与医师联系。

（7）敷料包扎不可过紧，告知患者术后应及时更换衣袖宽松的内、外衣，防止动静脉内瘘因约束过紧使血液淤滞而失去功能。并指导患者入睡时取侧卧位，不可偏向手术侧患肢，防止造瘘侧肢体受压。

（8）通知患者术后 3 天到医院换药，更换切口敷料，观察切口情况，防止切口感染，并且每 3 天换药 1 次。指导患者在日常生活中应当注意保持患肢纱布敷料的清洁、干燥，防止污染。

（9）自体动静脉内瘘患者，在内瘘术后 24 小时无出血等情况下，应做手指运动和腕部活动，防止血栓形成；3 天后应酌情开始做造瘘血管的充盈锻炼即握拳运动；术后 5 ~ 7 天进行握拳松拳交替运动或进行挤压握力圈锻炼，促进内瘘成熟，增强内瘘功能。

（10）指导患者观察切口愈合情况，一般于术后 10 ~ 14 天拆线。

（11）指导患者术后测体温，超过 38.5℃应及时与医师联系并处理。

（二）自体动静脉内瘘的日常护理

良好的日常护理是提高动静脉内瘘使用寿命的重要环节。

（1）禁止在有内瘘的肢体测血压：内瘘的静脉端不能进行穿刺取血、输液等血液净化以外的静脉治疗，以免造成出血。不能静脉注射高张糖、高张钠等高渗液体及有刺激性的药物，以防止静脉炎的发生。

（2）内瘘成熟时间一般需要 1 ~ 3 个月，成熟早晚与患者自身血管条件和术后锻炼有关，术后 4 周在没有其他血管通路的情况下也可提前开始酌情使用。由于此时动脉化的静脉尚未扩张，血管壁尚未增厚，还未形成内瘘，只是血流量充足，因此对穿刺技术要求非常高，应当慎重操作。若穿刺失误，会导致血管周围血肿，血管的损伤会影响今后内瘘的功能。4 周之前如需进行血液透析治疗，应建立临时血管通路。一般待 8 ~ 12 周内瘘较为成熟后再开始穿刺使用，对延长内瘘使用寿命、维护内瘘功能更佳。

（3）指导患者保护内瘘的自我护理方法。

（4）压迫止血不当还会造成瘘管的闭塞，操作中应当十分谨慎。同时指导患者注意压迫止血的时间，特别是透析治疗中有失衡、血压偏低的患者。

（5）透析过程中要经常巡视，观察患者穿刺点有无渗血、肿胀；询问患者有无不适，做好其心理护理，消除其紧张情绪。

（6）若发现内瘘堵塞，立即用尿激酶 50 万 U 溶于 20 mL 生理盐水，慢速推注入堵塞的血管内，静待 20 ~ 30 分钟，待内瘘通开后，再静脉注射肝素盐水 10 mL（含肝素 25 mg）或皮下注射低分子量肝素 1 支以达到全身肝素化，保持内瘘通畅。

第五节　移植血管内瘘技术

为血液透析患者建立永久性血管通路，首要选择自体动静脉内瘘。对自身血管条件差，因疾病或多次输液已使体表静脉硬化，无法找到合适的血管建立自体动静脉内瘘的患者，可选用移植血管搭桥的方法建立血管通路，即建立移植血管内瘘。

移植血管的种类分为：人工血管，主要是聚四氟乙烯人造血管；异种血管（牛颈动脉）；目前还有从患者的下肢截取一段较粗的静脉(如大隐静脉)。人工血管较异种血管更具优越性，因此更多地被临床所使用。人工血管较正常血管粗，表面积大，穿刺时触摸明显，便于治疗时穿刺引血，可以提高穿刺的准确性，减轻患者血管细而穿刺困难的痛苦及针穿刺血管的疼痛感，血液流量充足，能够充分保证透析的效果。在国外也有使用人工血管修复内瘘的情况，如患者自体动静脉内瘘过度扩张，形成动脉瘤部分较长，影响心脏功能，可用手术方法切除动脉瘤部分，以人工血管连接动脉端和静脉端，形成人工血管瘘。

人工血管瘘的使用寿命平均为 2 年，目前人工血管是进口产品，制作的费用比较昂贵，这在一定程度上限制了患者的选用。

一、移植血管内瘘的制作及其护理

（一）移植血管内瘘的制作

1. 手术部位

一般选用患者非惯用手臂的前臂部位。直型人工血管：与患者桡动脉 – 贵要静脉或肘正中静脉等的侧端分别吻合后植于皮下。环型人工血管：与患者肱动脉 – 贵要静脉或头静脉等的侧端分别吻合后植于皮下。

移植血管内瘘成熟期短，术后 2 ~ 3 周红肿消退、血管震颤杂音明显即可使用。

2. 移植血管内瘘功能与评价

功能良好的移植血管内瘘，通常瘘内流量为 1 000 mL/min，血液透析治疗中血泵流量＞350 mL/min。当瘘内流量在 600 ~ 800 mL/min 时，往往提示制作的移植血管内瘘功能不良或移植血管内出现血栓。首次使用移植血管内瘘时，应注意记录治疗中的静脉压基础值，即每分血流量、穿刺针型号及 5 分钟内测定的静脉压，作为以后使用移植血管内瘘时评价移植血管瘘功能的对比。连续 3 次治疗中的静脉压均超过基础值时，有临床意义。透析治疗中同等条件下静脉压测定值的增高，可提示静脉吻合部位的狭窄。

（二）移植血管造瘘术后护理

1. 术后护理

（1）术后次日移植部位水肿明显，可在 2 ~ 4 周减轻或消退，在术后 48 ~ 72 小时应抬高术侧肢体，以促进血液回流，减轻肿胀。

（2）观察手术部位有无渗血，保持敷料干燥，防止切口感染。

（3）手术部位包扎敷料不宜过紧，胶布切忌环形粘贴，防止肢体水肿时局部受压；造瘘侧血管严禁静脉输液、抽血，以免出血或压迫造成移植血管内瘘闭塞。

（4）患者术后应及时更换袖口宽松的内衣。

（5）术后 3 ~ 5 天造瘘侧肢体应适当做握拳动作或腕关节运动，以促进血液循环，防止血栓。

（6）血液高凝状态患者应遵医嘱服用抗凝血药。

（7）每日检查移植血管内瘘的功能状态，观察有无震颤或血管杂音。如有异常立即通知医师。

（8）移植血管内瘘理论上可在手术后立即使用，但在术后 2 周内常有明显血肿，一般在术后 3 ~ 6 周肿胀消退后开始使用。过早使用易出现血肿、血栓、出血、假性动脉瘤。

2. 移植血管内瘘患者自我护理指导

（1）指导患者判断内瘘是否通畅，每日定时触摸瘘管有无震颤、搏动及血管杂音。

（2）注意内瘘侧肢体不提重物，不能受压。

（3）保持手臂清洁，透析当日穿刺部位避免接触水，止血敷料应覆盖 24 小时，防止感染。

（4）指导血液高凝状态患者根据医嘱服用抗凝血药。

（5）指导患者定时测血压，防止低血压对移植血管内瘘的影响。

（6）指导患者透析后穿刺点压迫力度适宜，防止长期重压使移植血管变形，发生血栓。

（7）移植血管出现局部血肿时，应立即指压并冷敷，切忌热敷。

二、移植血管内瘘穿刺技术及使用

（一）穿刺前评估

充分显露移植血管侧手臂，观察局部是否清洁，血管有无搏动、震颤，判断血管弹性及充盈度。摸清血管走向、深浅，首次使用可根据彩超判断。正确选择动静脉穿刺点。

听诊：移植血管杂音响的一侧为动脉，弱的一侧为静脉。

指压法：①压迫移植血管两侧的上端，血管杂音减弱或消失的一侧为动脉，反之为静脉。

②压迫移植血管的中点，检测受压点两边的震颤，强者为动脉，弱者为静脉。

（二）移植血管内瘘穿刺要点

（1）严格执行无菌操作，穿刺时可不使用止血带。

（2）穿刺角度以皮肤与移植血管内瘘的间距深浅判断，一般为35°～45°。

（3）穿刺针方向：动脉穿刺方向可顺血流或逆血流，静脉穿刺方向以顺血流的向心方向为原则。透析治疗时，动脉穿刺移植血管，静脉选用穿刺周围的血管，可延长移植血管的寿命。

（4）穿刺针的斜面：大多遵循斜面朝上的原则。

（5）穿刺点的选择：透析中使用锐针必须经常更换穿刺点，防止穿刺点集中造成移植血管的损伤，导致皮下出血。穿刺点与移植血管和患者自身血管的吻合口的距离不可＜5 cm，动静脉穿刺针两点间的距离不可＜5 cm。如选择动脉穿刺点及两针距离后，静脉穿刺点距离吻合口＜5 cm，最好选择其他普通血管做静脉穿刺回路，切忌损伤吻合口血管。

（6）穿刺针进入移植血管内瘘时有明显的突破感，并且回流血通畅，跳跃样波动明显，患者无局部肿痛，则为穿刺成功。

（三）移植血管内瘘使用后的止血方法

拔针后，用手加压15～20分钟，时间不宜过长，力度适中，胶布牵拉不宜过紧，不宜使用止血绷带，以免造成移植血管变形、闭塞。

去除压迫时，应先松开静脉侧，减轻血流阻力后，再松开动脉侧，防止由于阻力压力造成再度出血。

三、移植血管内瘘手术的并发症及其护理

移植血管内瘘手术的并发症有狭窄、血栓形成、感染、出血、动脉瘤或假性动脉瘤、充血性心力衰竭、窃血综合征与静脉回流受阻等。下文将详述血管通路狭窄、血栓形成、感染、出血这几种并发症。

（一）狭窄

移植血管内瘘狭窄，血液流通不畅，不仅影响治疗的充分性，还易发生血管通路阻塞。

1. 狭窄好发部位

狭窄好发于移植血管与静脉吻合处或相邻部位，多与血管内皮增生有关。随着移植血管使用时间的延长，定点穿刺的部位也会发生狭窄或附壁血栓。

2. 护理干预

①避免穿刺吻合口及相邻部位，切忌定点穿刺。②治疗完成拔针后压迫止血时切忌用力过度，多次的强力压迫易使血管变形。③预防移植血管内瘘的感染。

（二）血栓形成

移植血管内瘘血栓形成，多表现为治疗中血液流量不足与静脉压力升高，影响透析治疗效果。

1. 血栓形成发生原因

（1）选择的血管条件差。

（2）手术后血管内壁不光滑。

（3）术后感染。

（4）敷料包扎过紧，使内瘘受压。

（5）使用促红细胞生成素等药物使血红蛋白增高过快。

（6）血液呈高凝状态，而抗凝血药物使用不足。

（7）血压低，血流速度缓慢。

（8）患者脱水过多、血容量低。

（9）穿刺时损伤血管壁。

2. 护理干预

（1）在手术前应选择较好的血管，并且手术操作要细致。

（2）术后包扎不可过紧。

（3）平日体重增长不可过多，以免治疗中患者大量脱水出现低血容量的情况，应及时纠正脱水过量所致的低血容量。

（4）避免过早使用内瘘，避免定点穿刺，应更换穿刺部位。

（5）纠正贫血不宜过快，以免使血红蛋白浓度过快升高。

（6）常规给予扩张血管药物和抗凝血药物。

（7）最初的血栓形成使血小板更易于聚集，导致本来已经狭窄的管腔变得更加狭窄，致使血液淤滞甚至阻塞。一般的溶栓治疗可在 48 小时之内进行，如仍不能奏效则需要手术取栓，并重新建立血管通路。

（8）血栓形成还会使感染易发，一旦发生感染，不仅需要抗菌治疗以防止败血症的发生，严重时还要与外科医师共同处理。狭窄、血栓、感染互相关联，因此在血管发生狭窄时就应积极处理，这也是防止血栓形成的关键。

（三）感染

1. 感染原因

（1）穿刺部位消毒不严格、透析后压迫止血未严格执行无菌操作。

（2）其他病灶或周围皮肤感染。

（3）全身抵抗力低下。

（4）患者个人卫生习惯不良及透析后淋浴方法不当。

（5）血管发生狭窄或血栓形成。

2. 护理干预

（1）在严格无菌操作下穿刺。

（2）控制瘘管周围皮肤感染及其他病灶感染，保持皮肤的完整性。

（3）合理使用抗生素。

（4）培养患者良好的卫生习惯。

（5）加强患者营养的摄取，提高患者自身的免疫力。

（四）出血

由于移植血管的血流速度较快、压力较高，血管的愈合不如自身血管好，因此比普通自体动静脉内瘘更容易出血，常发生在治疗后 24 小时内。

1. 常见的出血原因

（1）穿刺失误或拔针后止血方法不当。

（2）肝素用量过多。

2. 护理干预

（1）采取正确的止血方法，对穿刺点进行适度的压迫止血，要注意避免压迫力度过大而造成内瘘闭塞。

（2）止血位置要准确，要警惕皮肤表面无出血但皮下血管穿刺点在漏血而形成皮下血肿的危险。

（3）避免过早使用移植血管内瘘，因早期血管周围水肿，穿刺后针孔处不易愈合。

（4）要提高穿刺技术，并对每次治疗后的出血情况进行记录和总结。

（5）与医师沟通患者出血情况，及时调整抗凝血药物的用量。

（6）特殊情况下的出血，以常规手段不能止血时，需要采用手术方法进行处理。

第三章　特殊血液净化技术

第一节　血液滤过与血液透析滤过

一、血液滤过

（一）血液滤过的基本概念

血液滤过（HF）是通过对流方式清除体内过多的水分和尿毒症毒素，因此它较血液透析更接近人体的生理过程。其工作原理是模拟肾小球的滤过和肾小管的重吸收作用。在血液滤过时，血浆、水和溶质的转运与人体肾小球滤过相似，当血液引入血液滤过器循环时，在滤过器滤过膜内形成正压，而滤过膜外又被施加一定的负压，由此形成了跨膜压，使水分依赖跨膜压而被超滤。当水通过膜大量移动时，水中的溶质也同时移动，这种伴有水流动的溶质转运（"溶质性拖曳"现象）称为对流。凡小于滤过膜截留分子量（通常为4万～6万）的溶质均可随水分的超滤以对流的方式被清除，血液滤过同时模拟肾小管的重吸收过程将新鲜的含正常电解质成分和浓度的置换液输入体内，以纠正患者水、电解质及酸碱失衡。

（二）影响血液滤过效果的因素

血液滤过清除溶质的有效性取决于水和溶质的转运速率，而转运速率又取决于血流量、血液滤过器面积、滤过膜筛选系数、超滤系数和每次治疗时的置换液总量，与患者的血细胞比容、血清蛋白浓度也有关。血液滤过清除溶质的原理与血液透析不同，血液透析时小分子物质（如肌酐、尿素氮）的清除依靠弥散作用，通过半透膜弥散的量取决于物质的浓度梯度及物质转运面积系数。因此血液透析比血液滤过有更高的小分子物质清除率，而血液滤过对中分子物质的清除率高于血液透析。血液透析滤过（HDF）是将血液透析与血液滤过合二为一，弥补了两者的不足，实现了一次治疗中既通过弥散作用高效清除小分子物质，又通过对流作用高效清除中分子物质，治疗的效果更加理想。这是近年来临床上为维持性血液透析患者推荐的高效短时的血液净化治疗模式。

（三）血液滤过装置

1. 血液滤过器

血液滤过器的滤过膜性能是决定血液滤过、血液透析滤过治疗效果的关键部分，血液滤过膜应有大孔径、高通量，具有很高的超滤系数和通透性。现在临床使用的材质多为高分子合成膜，呈不对称结构，有支持层和滤过层，前者保持膜的机械稳定性，后者保证其良好的通透性，既有利于对流又能进行弥散。然而，用于血液滤过或血液透析滤过的血液滤过器的超滤系数必须≥50 mL/（h·mmHg），并具有以下特点：①生物相容性好，无毒性。②理化性质稳定。

③截留分子量通常小于 6 万，能截留血清蛋白。④具有清除并吸附中分子毒素的能力。⑤能截留内毒素。

2. 血液滤过机

血液滤过机除了与血液透析机具有相同的动脉压、静脉压、跨膜压、漏血、空气监测等监护装置外，还增设了置换液泵和液体平衡加温装置。新型的血液滤过机均可根据需要选择血液滤过或血液透析滤过的治疗模式。这两种治疗模式运作时的最大区别在于前者不用透析液，后者则需应用透析液。两者在治疗时都要超滤大量液体并同时补充相应量的置换液，故对液体平衡要求特别高。倘若在治疗时液体置换过量或不足，均可造成容量性循环衰竭，因此确保滤出液与置换液进出平衡是安全治疗的重要环节。

血液滤过机的液体平衡系统有两种类型：一种是重量平衡，另一种是容量平衡。重量平衡法一般使用电子称重系统（置换液为挂袋式），保证输入置换液的重量等于滤出液的重量（超滤量另外设定）。容量平衡法采用平衡腔原理，平衡腔是控制液体进出平衡的系统，它是一个容积固定的空腔，由一隔膜将室内的置换液和滤出液分隔在两个互不交通的腔室内，当隔膜移向置换液一侧时，置换液腔室的容积被压缩，迫使一定量的置换液进入患者体内；与此同时，滤出液腔室的容积等量增加，迫使等量的滤出液从滤过器进入该侧腔室，以保持隔膜两边的容量平衡，同时从患者体内超滤出的液体流经测量室以累加超滤量，如此往复运动，在平衡中达到预设的超滤目标。现在大多数血液滤过、血液透析滤过的机器均以容量平衡取代了重量平衡。以重量平衡法控制液体平衡的机器，通常用于连续性肾脏替代治疗（CRRT）的床旁机。

3. 置换液

血液滤过和血液透析滤过时，由于血浆中的大量溶质和水被滤出，因此必须补充相当量的与正常细胞外液相似的置换液。由于输入速度极快，因而对溶液的质量要求很高，必须保证其无菌、无致热原，浓度可以变化，但无有机物。置换液较高的质量是提高血液滤过疗效、减少并发症、改善患者长期预后的重要环节。在早年，血液滤过或血液透析滤过均使用商业生产的袋装置换液，价格昂贵，操作烦琐，体积大，最大的不足是缓冲液为乳酸盐或醋酸盐，而无碳酸氢盐置换液，患者对其耐受差。为提高置换液的质量，减少操作中的污染，现今临床上应用较为普遍的在线式血液滤过机，可即时生成大量洁净、无致热原、低成本且更符合生理特性的碳酸氢盐置换液，这一装置亦便于透析液及置换液处方的个体化。

在线生成置换液的方法：超纯水与成品浓缩液（A 液）和 B 粉（筒装）通过比例泵系统配制生成的液体，然后流经机器内置的双聚合膜、聚砜膜或聚酰胺膜的超净滤器（也称细菌滤过器），一部分作为透析液进入血液滤过器完成透析弥散功能，另一部分分流至机器内置的第二个超净滤器，使置换液在输入体内之前，经过双重滤过，滤除内毒素，生成无菌置换液输入体内。机器内置的超净滤器可耐受每日消毒，以保证在线生成的置换液不被微生物侵袭，达到最大安全程度。机器内置超净滤器的使用寿限应参考产品说明书，如超限使用，可能会因置换液不纯而引起感染。

二、血液滤过和血液透析滤过治疗

（一）血管通路

血液滤过、血液透析滤过的血管通路与血液透析相同，可以应用动静脉内瘘或中心静脉导管，但血流量要求较血液透析高，一般需 250 ～ 350 mL/min 的血流量才能达到理想的治疗效果。

（二）治疗模式

置换液可在血液滤过器前或滤过器后输入，不同的模式对可清除物质的清除率及置换液的需求量不一样。

1. 前稀释置换法

置换液于血液滤过器前的动脉端输入。前稀释置换法的优点是血液在进入血液滤过器前已被稀释，故血流阻力小，不易在滤过膜上形成蛋白覆盖层，可减少抗凝剂的用量，但溶质清除率低于后稀释置换法，要达到与后稀释置换法相等的清除率需消耗更多的置换液。无抗凝剂或小剂量肝素抗凝治疗时，建议选择前稀释置换法。

2. 后稀释置换法

置换液于血液滤过器后的静脉端输入。临床上最常用的是后稀释置换法，其优点是清除率高，可减少置换液的用量，节省治疗费用。后稀释置换法的缺点是血液滤过器内水分大量被超滤后致血液浓缩，易在血液滤过器膜上形成覆盖层，因此后稀释置换法时，总超滤与血流比应＜ 30%，肝素用量也较前稀释置换法多。为提高每次治疗的清除效果，常规治疗患者通常可选择后稀释置换法。无抗凝剂或小剂量肝素抗凝治疗的患者或有高凝倾向的患者，则不宜选择此法。

3. 混合稀释置换法

这是一种较完善的稀释方法。为了最大限度地发挥血液滤过、血液透析滤过前稀释或后稀释置换法的治疗优点，避免两者的缺点，部分欧洲血液净化中心提倡将置换液分别在前、后稀释的位置同步输入，这样既具有前稀释置换法抗凝剂用量少的优点，又具有后稀释置换法清除率高的优点，不失为一种优化稀释的治疗方法。

（三）置换液量计算方法

血液滤过和血液透析滤过清除溶质的效果还取决于置换液量。临床上应用后稀释置换法血液滤过一次，置换液量一般在 20 ～ 30 L。为达到尿素清除指数＞ 1.2 的标准，置换液量应为体重的 58%；也有研究发现，置换液量为体重的 45% ～ 50% 是比较合适的。

也可根据尿素动力学计算，由于患者蛋白质摄入量的不同，产生的尿素氮数量亦不同，其计算公式如下：每周置换液量（L）＝每日蛋白质摄入量（g）×0.12×7/0.7（g/L）。

式中，0.12 为每克蛋白质代谢所产生的尿素氮的量，7 为每周天数，0.7 为滤过液中平均尿素氮浓度。计算出的每周置换液量分 2 ～ 3 次在血液滤过治疗时给予。按此公式计算时未计残余肾功能，若患者有一定的残余肾功能，则所需置换液量可相应减少，按 1 mL 置换液等于 1 mL 肾小球滤过液的尿素清除率计算，假如患者残余肾功能为 5 mL/min，则一日清除率为 7.2 L，故可减少 7.2 L 的置换液。

对前稀释置换法血液滤过量的估计尚无统一的方法。一般建议每次治疗的置换液量为40 ~ 50 L，或者每次前稀释置换法总滤液量与干体重的比值为 1.3：1.0 以上，此时可得到良好的清除效果，因此认为应用"前稀释置换法总滤液量 / 干体重"这个指标可更加方便地确定治疗剂量。

第二节 血浆置换

血浆置换是将血液引出至体外循环，有效地分离并选择性地去除病理血浆或血浆中的病理成分（如自身抗体、免疫复合物、副蛋白质、高黏度物质、毒素等），同时将等量的血浆替代品回输到患者体内，从而治疗经一般方法治疗无效的多种疾病的血液净化疗法。

自开展血浆置换疗法以来，临床常规应用两种分离技术，即离心式血浆分离和膜式血浆分离。随着血液净化技术的不断发展，离心式血浆分离已逐步被膜式血浆分离所替代。临床上，膜式血浆分离又分为非选择性血浆置换与选择性血浆置换。

一、血浆置换的临床应用

（一）适应证

目前血浆置换的诊疗范畴已扩展至神经系统疾病、结缔组织疾病、血液疾病、肾脏疾病、代谢性疾病、肝脏疾病等 200 多种疾病，其主要适应证如下。

1. 作为首选方法的疾病或综合征

冷球蛋白血症、抗肾小球基底膜病、吉兰 - 巴雷综合征、高黏滞综合征、血栓性血小板减少性紫癜、家族性高胆固醇血症、重症肌无力、药物中毒（如洋地黄中毒）、新生儿溶血性疾病、血友病等。

2. 作为辅助疗法的疾病或综合征

急进性肾小球肾炎、骨髓瘤性肾病、重症系统性红斑狼疮（尤其是狼疮性脑病）等。

（二）禁忌证

血浆置换无绝对禁忌证，相对禁忌证包括以下几点。

第一，对血浆、人血白蛋白、肝素等有严重过敏史。

第二，非稳定期的心肌梗死、缺血性脑卒中。

第三，药物难以纠正的全身循环衰竭。

第四，颅内出血或重度脑水肿伴有脑疝。

第五，存在精神障碍而不能很好地配合治疗者。

（三）治疗技术及要求

1. 血浆置换的频度

一般血浆置换频度为每天或间隔 1 ~ 2 日，通常 5 ~ 7 次为 1 个疗程，或直到致病抗体转阴。

2. 血浆置换的容量

为了进行合适的血浆置换，需要对正常人的血浆容量进行估算，可按以下公式计算：血浆容量 =（1 − 血细胞比容）×（B + C× 体重）。

式中，B 值：男性为 1 530，女性为 864；C 值：男性为 41，女性为 47.2。

3. 置换液的种类

置换液包括晶体液和胶体液。血浆置换时应用的晶体液通常为林格液（富含各种电解质），补充量为丢失血浆量的 1/3 ～ 1/2，为 500 ～ 1 000 mL。胶体液包括血浆代用品和血浆制品。血浆代用品包括中分子右旋糖酐、低分子右旋糖酐、6% 羟乙基淀粉，补充量为丢失血浆量的 1/3 ～ 1/2；血浆制品有 5% 清蛋白和新鲜冰冻血浆。一般含有血浆或血浆清蛋白成分的液体占补充液的 40% ～ 50%。原则上补充置换液时采用先晶后胶的顺序，即先补充电解质溶液或血浆代用品，再补充蛋白质溶液，目的是使补充的蛋白质尽可能少丢失。

4. 置换液补充方式

血浆置换时必须选择后稀释置换法。

5. 置换液补充原则

等量置换，即丢弃多少血浆，就补充多少血浆；保持血浆胶体渗透压正常；维持水、电解质平衡；如应用的胶体液为 4% ～ 5% 的清蛋白溶液时，必须补充凝血因子；为防止补体和免疫球蛋白的丢失，可补充免疫球蛋白；应用血浆时应注意减少病毒感染的机会；置换液必须无毒性、无组织蓄积。

6. 抗凝方法

可使用肝素或枸橼酸钠作为抗凝剂。肝素用量为常规血液透析的 1.5 ～ 2.0 倍。对于无出血倾向的患者，一般首次剂量为 62.5 ～ 125.0 U/kg，维持量为 1 250 ～ 2 500 U/h，但必须根据患者的个体差异进行调整。枸橼酸钠一般采用含 22 g/L 枸橼酸钠和 0.73 g/L 枸橼酸的配方，其用量为血流量（mL/min）的 1/25 ～ 1/15。为防止低血钙，可补充葡萄糖酸钙。

二、常见的血浆置换术

（一）非选择性血浆置换

1. 原理

用血浆分离器一次性分离血细胞与血浆，将分离出来的血浆成分全部去除，再置换与去除量相等的新鲜冰冻血浆或清蛋白溶液。

2. 适应证

重症肝炎、严重肝功能不全、血栓性血小板减少性紫癜、多发性骨髓瘤、手术后肝功能不全、多发性硬化症等。

3. 禁忌证

血浆置换技术无绝对禁忌证，只有相对禁忌证，非选择性血浆置换技术禁忌证同血浆置换技术。

4. 护理评估

对患者的体重、生命体征、神志、原发病、治疗依从性进行评估，并采取相应的干预措施。准确的体重有助于确定患者血浆置换的总量；对患者依从性的评估，有利于提升患者对治疗的信心和配合程度；评估可能出现的并发症，以确定干预措施。对设备、器材、药物等进行评估，做好充分准备；对血浆、清蛋白等做好存放和保管。确认相关的生化检查（凝血指标）、操作过程、治疗参数。对血管通路及血液流量进行评估，确认静脉回路畅通，以免静脉压增高而引起血浆分离器破膜或再循环。

5. 操作准备

（1）物品准备

配套血路管、血浆分离器、生理盐水 2 000 mL、血浆分离机、心电监护仪等。

（2）药品及置换液准备

置换液：置换液成分原则上根据患者的基础疾病确定，如严重肝功能损害、低蛋白血症患者应适当提高患者的胶体渗透压，提高清蛋白成分；血栓性血小板减少性紫癜患者除了常规血浆置换外，还可适当补充新鲜血小板；严重肝功能损害患者在血浆置换以后可适当补充凝血因子、纤维蛋白原等。

置换液（以患者置换血浆 3 000 mL 为例）主要有两种配方：①清蛋白 60 g，低分子右旋糖酐 1 000 mL，706 羧甲基淀粉 500 mL，平衡液 1 000 mL，5% 或 10% 葡萄糖溶液 500 mL（注：清蛋白根据医嘱稀释于 5% 或 10% 葡萄糖溶液 500 mL）。②新鲜血浆 1 000 mL，706 羧甲基淀粉 500 mL，低分子右旋糖酐 500 mL，平衡液 500 mL，5% 或 10% 葡萄糖溶液 500 mL。以上配方可根据患者病情或需要做适当调整。

抗凝剂：由于血浆置换患者大多为高危患者，故在抗凝剂的选择上首选低分子量肝素。

葡萄糖酸钙：非选择性血浆置换时，在输入大量新鲜血浆的同时，枸橼酸钠也被输入体内，枸橼酸钠可与体内的钙离子结合，造成低血钙，可致患者抽搐，故可适当补充葡萄糖酸钙。

激素：由于血浆置换时输入了大剂量的异体蛋白，患者在接受治疗的过程中可能出现过敏反应。

（3）建立血管通路

采用深静脉留置导管或内瘘，动脉血流量应达到 150 mL/min。静脉回路必须畅通，采用双腔留置导管时要注意防止再循环。

6. 操作过程及护理

血浆置换是一种特殊的血液净化方法，操作治疗时应有一个独立的空间，并有专职护士对患者进行管理和监护。术前向患者和家属做好心理护理和风险讲解，取得患者的积极配合。

操作步骤为：①打开总电源，打开血浆分离机电源，开机并自检。②连接血路管、血浆分离器，建立通路循环。③阅读说明书，按血浆分离器说明书上的预冲方法，进行管路及血浆分离器的预冲。预冲的血流量一般为 100 ~ 150 mL/min，预冲液体量为 1 500 ~ 2 000 mL。用 500 mL 生理盐水加入 2 500 U（80 mg）肝素，使血浆分离器和管路肝素化。④设定各项治疗参数，如血流量（mL/min）、血浆分离量（mL/h）、置换总量、肝素量、治疗时间等。⑤建立血管通路，静脉端注入抗凝剂（等待 3 ~ 5 分钟，使体内充分肝素化），建立血循环，引血时血流量应 ≤ 100 mL/min。运转 5 ~ 10 分钟患者无反应，可加大血流量为 100 ~ 150 mL/min；启动弃浆泵及输液泵。要求保持进出液量平衡，可将弃浆泵及输液泵流量调节至 25 ~ 40 mL/min。

⑥观察血浆分离器及弃浆的颜色，判断有无破膜现象发生。一旦出现破膜，立即更换血浆分离器。⑦治疗过程中严密监测生命体征；随时观察跨膜压、静脉压、动脉压变化，防止破膜；观察患者有无过敏反应及低钙反应；观察电解质及容量平衡。⑧及时记录数据；及时处理各类并发症。⑨下机前评估患者生命体征，进行标本采集，下机后进行抗凝治疗总结，记录治疗目标值情况。⑩书写记录，转运患者、交班；整理物品；处理好医疗废弃物及环境。

（二）选择性血浆置换

1. 原理

选择性血浆置换也称双重血浆置换。由血浆分离器分离血细胞和血浆，再将分离出的血浆引入血浆成分分离器（血浆成分分离器原则上按照分子量的大小进行选择，如胆红素分离器、血脂分离器等），能通过血浆成分分离器的小分子物质与清蛋白随血细胞回输入体内，大分子物质被滞留而弃去，根据弃去的血浆量补充相应的清蛋白溶液。清蛋白的相对分子质量为69 000，当致病物质分子量为清蛋白分子量的10倍以上时，可采用选择性血浆置换。

2. 适应证

多发性骨髓瘤、原发性巨球蛋白血症、家族性难治性高脂血症、难治性类风湿性关节炎、系统性红斑狼疮、血栓性血小板减少性紫癜、重症肌无力、多发性硬化症、多发性神经炎及移植前后的抗体去除等。

3. 禁忌证

同血浆置换技术。

4. 护理评估

同非选择性血浆置换。

5. 操作准备

物品准备：配套血路管、血浆分离机、血浆分离器、血浆成分分离器、心电监护仪等。

药品和置换液准备：生理盐水4 000 mL、清蛋白溶液30 g（备用，根据丢弃量补充所需清蛋白）、激素等。

血管通路准备：同非选择性血浆置换。

抗凝剂：同非选择性血浆置换。

6. 操作过程与护理

操作步骤为：①打开总电源，打开血浆分离机电源，开机并自检。②连接血路管、血浆分离器及血浆成分分离器，建立通路循环。③按照说明书要求预冲血浆分离器、血浆成分分离器及管路。预冲流量为100 ~ 150 mL/min，预冲液量为2 500 ~ 3 000 mL。最后用1 000 mL生理盐水加入2 500 U（80 mg）肝素使血浆分离器、血浆成分分离器和管路肝素化。④设定各项治疗参数，如血流量（mL/min）、血浆分离量（mL/h）、血浆成分分离器流量（mL/h）、血浆置换总量、肝素量、治疗时间等。⑤建立血管通路，注入抗凝剂，建立血循环，引血时建议血流量≤ 100 mL/min。运转5 ~ 10分钟患者无不适反应，治疗血流量增为120 ~ 150 mL/min。启动血浆泵、弃浆泵及返浆泵。⑥观察血浆分离器、血浆成分分离器及弃浆的颜色，判断有无破膜发生。一旦发生破膜，及时更换。⑦选择性血浆分离，根据患者体重和病情决定血浆置换总量，根据分子大小决定弃浆量，一般一次选择性血浆置换会丢弃含大分子蛋白的血浆

100 ~ 500 mL。⑧治疗过程中随时观察跨膜压、静脉压、动脉压的变化，防止破膜；观察电解质及容量是否平衡。⑨及时记录数据，及时处理各类并发症。⑩达到治疗目标值，下机。⑪完成护理记录；向患者所在病房交班；合理转运危重患者；整理物品；处理医疗废弃物。

三、血浆置换的并发症及护理

血浆置换的并发症同常规血液净化的并发症、血管通路的相关并发症、抗凝的并发症等。与血浆置换特别相关的并发症如下。

（一）过敏反应

新鲜冰冻血浆含有凝血因子、补体和清蛋白，但由于其成分复杂，常可诱发过敏反应。据文献报道，过敏反应发生率为 0 ~ 12%。补充血液制品前，静脉给予地塞米松 5 ~ 10 mg 或 10% 葡萄糖酸钙 20 mL 并选择合适的置换液是预防和减少过敏反应的关键。

治疗过程中要严密观察患者，如患者出现皮肤瘙痒、皮疹、寒战、高热时，应告知其不可随意搔抓皮肤，应及时给予激素、抗组胺药或钙剂。治疗前认真核对血型，血浆输入速度不宜过快。

（二）低血压

引起低血压的主要原因：置换液补充过缓，有效血容量减少；应用血制品引起过敏反应；补充晶体溶液时，血浆胶体渗透压下降。血浆置换中应注意血浆等量置换，即血浆出量应与置换液输入量相等。当患者血压下降时可先输入胶体溶液，血压稳定后再输入晶体溶液。要维持水、电解质的平衡，保持血浆胶体渗透压的稳定。当患者出现低血压时可延长血浆置换时间，血流量应控制在 50 ~ 80 mL/min，血浆流速也相应减低，血浆出量与输入的血浆和液体量保持平衡。

（三）低血钙

新鲜血浆含有枸橼酸钠，过多、过快输入新鲜血浆容易导致低血钙，患者会出现腿麻、小腿肌肉痉挛等低血钙症状，严重时还会发生心律失常。治疗前应常规静脉注射 10% 葡萄糖酸钙 10 mL，注意控制枸橼酸钠的输入速度，出现低血钙症状时要及时补充钙剂。

（四）出血

严密观察皮肤、黏膜、消化道等有无出血点，进行医疗护理操作时，动作要轻柔、娴熟，熟练掌握静脉穿刺技巧，避免反复穿刺加重出血。一旦发生出血，立即通知医师采取措施，必要时用鱼精蛋白中和肝素，用无菌纱布加压包扎穿刺点，并观察血小板的变化情况。

（五）感染

当置换液含有致热源、血管通路发生感染、操作不严谨时，患者会出现感染症状。血浆置换是一种特殊的血液净化疗法，必须严格执行无菌操作，患者应置于单间进行治疗，要求治疗室清洁，操作前紫外线照射治疗室 30 分钟，家属及无关人员不得进入治疗场所。操作人员必须认真洗手，戴口罩、帽子，配制置换液时需认真核对、检查、消毒，同时做到现配现用。

第三节 蛋白A免疫吸附

蛋白A免疫吸附是近年发展起来的一种新型血液净化方式，它是由亲和层析技术发展而来的，是生物亲和分离在血液净化领域的应用。蛋白A免疫吸附技术可治疗传统方法难以奏效的疾病，已经在世界各地开展了大量的临床试验，其有效性和安全性已得到证实。

一、原理

蛋白A免疫吸附是利用基因重组蛋白A的Fc区段的生物亲和吸附反应原理，将生物活性物质基因重组蛋白A用共价耦合的方式固定在特定的载体上（一般为琼脂凝胶）制成吸附柱，当血浆流经吸附柱时，选择性或特异性地有效吸附和去除血液中的过量抗体（主要是IgG）及免疫复合物，清除患者血液中的致病因子，从而达到净化血液、缓解病情的目的。

二、工作过程

蛋白A免疫吸附技术利用膜式血浆分离器将血液分离后，血液从回路侧回入体内；血浆则从端盖的一头通过吸附柱进行处理。吸附柱中的蛋白A与血浆中致病性抗体（特别是IgG类抗体）及其免疫复合物结合，当吸附柱上的抗体饱和时，将吸附柱的pH值降至2.3以下，蛋白A与所结合抗体解离，抗体被洗脱清除，当pH值恢复至7.0时，蛋白A又恢复吸附能力，这样可不断循环吸附特异性致病性抗体，将通过吸附的血浆回输至人体，从而达到治疗疾病的目的。

三、适应证

蛋白A免疫吸附疗法临床应用广泛，且疗效确切，主要用于治疗自身免疫系统疾病和神经系统疾病，以去除体内某些特定的物质。其适应证如下。

（一）自身免疫性疾病

①系统性红斑狼疮：是最常见的结缔组织病，用吸附柱能大量清除抗双链脱氧核糖核酸（DNA）抗体、抗磷脂抗体等。②类风湿性关节炎或重度风湿性关节炎。

（二）血液系统疾病

血栓性血小板减少性紫癜、特发性血小板减少性紫癜、伴有免疫复合物的过敏性紫癜。

（三）肾脏疾病

抗肾小球基底膜病、新月体肾炎。

（四）皮肤病

天疱疮、类天疱疮、皮肌炎、结节性多动脉炎。

（五）其他

扩张型心肌病、β_2微球蛋白相关淀粉样变、伴有抗精子抗体的不孕症。

四、禁忌证

绝对禁忌证：①严重失代偿的心功能衰竭。②对蛋白质曾有过敏反应。③3.5岁以下儿童。④体重小于20 kg。⑤不稳定型心绞痛。

相对禁忌证：①心绞痛。②60岁以上的患者。③血液循环不稳定，有出血倾向或难以寻找血管通路的患者。

五、操作及流程

（一）物品准备

（1）准备配套机器及循环管路、血浆分离器、吸附柱、废液袋、pH计或精密pH试纸等。检查各种物品的外包装及有效期。

（2）准备抗凝剂、洗脱液、平衡液、保存液、生理盐水、葡萄糖酸钙、地塞米松等药物。

（3）准备供氧设备、心电监护仪、血压表、定时器等。

（二）患者准备及评估

主要包括：

① 向患者解释免疫吸附的方法和意义，指导患者调整心理状态，消除紧张、焦虑情绪，从而对治疗充满信心，积极配合医务人员做好治疗的准备。② 术前做好相关检查：血型、凝血全套、免疫全套、抗体、血电解质、肾功能、肝功能等。③ 吸附治疗当日测量体温、脉搏、呼吸、血压及体重，必要时可连接心电监护仪和供氧设备。④ 建立血管通路：免疫吸附前应评估患者的血管通路。由于免疫吸附治疗时要求血液流量为80 ~ 120 mL/min，故主要选择四肢大静脉穿刺，以便血液抽吸和回输畅通。患者血管条件不佳时，治疗前应建立临时性血管通路，如经皮股静脉、锁骨下静脉或中心静脉导管置管，以保证2 ~ 4周的免疫吸附治疗。⑤ 签署知情同意书。

（三）操作方法

蛋白A免疫吸附治疗分单柱免疫吸附和双柱免疫吸附治疗。

1. 单柱免疫吸附治疗

由于蛋白A免疫吸附包括血浆分离及免疫吸附两个过程，故在治疗前必须先做好血浆分离部分循环管路的连接与预冲。

（1）连接与预冲

操作步骤为：

① 连接循环管路和血浆分离器，用1 000 mL生理盐水从动脉端进行预冲。② 排出蛋白A免疫吸附柱内的保存液（具有防腐消毒作用），并连接相应管路。将2 000 mL生理盐水从吸附柱的入口处注入，进行预冲。③ 用1 000 mL生理盐水加上2 500 U肝素，分别将血浆分离部分的循环管路及免疫吸附部分的循环管路进行再预冲。④ 根据机器提示，将血浆分离、免疫吸附两部分管路进行有效连接。如将连续性肾脏替代疗法所用的机器用于免疫吸附，必须将所有的连接部分、监护部分进行检查和测试后再应用，以确保患者的安全。

（2）患者的连接

操作步骤为：

①建立血管通路。②注入抗凝剂。③连接血浆置换部分。④设置血液流量和置换血浆流量，全血以 90 ~ 120 mL/min 的速度流经血浆分离器分离血浆，血液有形成分通过血浆分离器回输入体内。⑤分离后的血浆由蛋白 A 免疫吸附柱进行吸附，血浆流量为 25 ~ 35 mL/min；吸附 10 ~ 12 分钟（血浆总量为 250 ~ 420 mL），停止血浆分离，用 50 mL 生理盐水将血浆回输入体内。⑥夹闭血浆泵，将吸附后的血浆通路转至废液通道，然后打开洗脱泵，用甘氨酸洗脱液洗脱吸附柱黏附的蛋白质和抗体，用 pH 计或精密 pH 试纸于废液出口处进行测试，当 pH 值 ≤ 2.3 时，洗脱过程完成。⑦夹闭洗脱泵，打开平衡泵，用平衡液对吸附柱进行平衡，用 pH 计或精密 pH 试纸于废液出口处进行测试，当 pH 值 ≥ 7.0 时，平衡过程完成，吸附柱再生。⑧用 50 ~ 100 mL 生理盐水置换出平衡液。⑨夹闭再生泵，将废液通道转至血浆通路，打开血浆泵，开始下一次循环治疗。⑩常规治疗量是患者血浆容量的 2 ~ 3 倍。

（3）回血

操作步骤为：

①常规治疗量完成后，应进行回血。②留取血液标本。③连接生理盐水，将蛋白 A 免疫吸附柱内的血浆回输至患者体内。④卸下吸附柱，做消毒贮存处理。⑤按常规将血浆分离器内的血液回输至患者体内。

（4）吸附柱的消毒和保存

每次吸附治疗结束时，将血浆回输至患者体内，然后对吸附柱进行洗脱、平衡，再应用贮存液（含 0.1% 迭钠的磷酸盐缓冲液，pH 值为 7.4）冲洗并注满吸附柱，将管路两端进行密闭连接，置于无菌袋内，于 1 ~ 10℃环境下冷藏保存（注明患者姓名、床号、使用次数、消毒日期、消毒液名称、操作者姓名）。为防止污染，在整个准备、治疗和后处理操作中，应注意保持无菌。

2. 双柱免疫吸附治疗

顾名思义，双柱蛋白 A 免疫吸附治疗是在血浆置换后有两个蛋白 A 免疫吸附柱。当第一个蛋白 A 免疫吸附柱在进行血浆吸附时（包括吸附、回输、洗脱、平衡、再生），第二个吸附柱也冲洗完毕，两个柱工作状态开始自动转换。当第一个吸附柱吸附的抗体饱和后（约 10 分钟），第二个吸附柱开始吸附血浆而第一个吸附柱进行再生。

方法：由酸液泵和缓冲液泵自动混合两种液体，形成一种有 pH 值梯度（2.2 ~ 7.0）的液体并进入该柱，蛋白 A 免疫吸附柱上的抗体遇酸后脱落，随即被缓冲液冲走，进入废液袋内并弃去；当吸附柱内 pH 值恢复到 7.0 时，第二个吸附柱又饱和，两个柱工作状态又发生转换（每 10 分钟转换一次）。被吸附过的血浆（不含抗体血浆或再生血浆）进入血浆袋内，并通过泵回输至患者体内。

六、护理

主要包括：

①在操作和观察中应严格执行各种操作规程，严密监护，防止各种并发症的发生。②密

切观察患者血压、脉搏，每30分钟测量1次。注意患者神态、呼吸、面色等的改变，做好治疗和护理记录。询问患者有无口麻、头昏、头晕、心悸等症状。③吸附过程中，注意各种参数的准确选择，如血泵流速、血浆分离量等，防止血浆分离器破膜、凝血等。④吸附过程中，严密观察洗脱、平衡过程并检测pH值，防止血浆丢失，防止洗脱液流入患者体内。人工监护时，操作护士必须坚守岗位，使用定时装置，严格确认pH值后再进行洗脱和平衡。⑤准确合理地使用抗凝剂，观察抗凝剂的使用效果及使用后有无并发症。⑥准确留取血液标本和流出液标本。⑦吸附治疗中输入过多的枸橼酸抗凝溶液，易引起低血钙反应，应注意避免。术前可常规给予葡萄糖酸钙，以免发生严重的枸橼酸反应。

第四章 腹膜透析

第一节 腹膜透析原理

一、腹膜解剖

（一）基本解剖

腹膜为全身面积最大和配布最复杂的浆膜，其面积约与皮肤相等，由间皮及结缔组织构成，薄而光滑，呈半透明状。它覆盖于腹壁和盆腔壁的内面以及腹腔和盆腔器官的表面，前者称壁腹膜或腹膜壁层，由体壁中胚层发育而成；后者称脏腹膜或腹膜脏层，由脏壁中胚层发育而成。壁层与脏层互相移行而构成一个极不规则的潜在性腔隙，称为腹膜腔。男性腹膜腔为一闭锁的腔隙，女性腹膜腔可经输卵管腹腔口与子宫、阴道相通。

由于壁层与脏层的来源不同，其神经分布也不同。壁层接受第 7～11 对肋间神经、肋下神经及腰神经支配，膈中央部的壁层则受两侧膈神经支配，脏层受交感神经支配。因此壁层对痛觉和其他感觉敏感，脏层则相反，但脏器因膨胀牵拉神经丛引起缺血或平滑肌痉挛等也能产生痛觉。脏腹膜较薄，与脏器紧密相连，不易剥离，故常被视为脏器的组成部分，如胃、肠的浆膜即为脏腹膜。壁腹膜较厚，与腹、盆腔壁有一层疏松结缔组织相隔，称为腹膜外组织。在腹后壁、盆部及腹前壁下部，腹膜外组织内含有较多的脂肪，在腹后壁特别丰富，有固定与保护腹膜后器官（如肾脏）的功能。

（二）腹膜的显微结构

腹膜作为透析滤过膜可分为 6 层结构：①腹膜毛细血管内皮细胞上的液体层。②毛细血管内皮层。③内皮基底膜层。④间质层。⑤间皮细胞层。⑥腹膜上固定的液膜层。这 6 层结构成为腹膜透析物质转运时的重要阻隔。

（三）有效腹膜表面积

腹膜毛细血管在腹膜转运中具有关键作用，因而，腹膜的转运取决于腹膜毛细血管的表面积，而非腹膜总面积。而且不同毛细血管与间皮细胞间的距离不同，每根毛细血管与间皮细胞的距离决定了在腹膜转运中发挥的相对作用，而所有毛细血管的累积作用决定了腹膜的有效表面积和阻抗特性。有效腹膜表面积指距离毛细血管足够近，能起到转运作用的腹膜区域。两位腹膜表面积相同而血管分布不同的患者，其有效腹膜面积可能存在很大差别。同一个患者在不同情况下，有效腹膜表面积也不同，如腹膜炎症时可增加腹膜血管化，从而增加有效腹膜表面积。腹膜血管表面积增加的情况比腹膜总面积更能影响腹膜的转运特性。相关研究也表明，腹膜血管表面积的增加是腹膜超滤功能衰竭的主要机制之一。

二、腹膜透析原理及相关知识

（一）腹膜透析基本原理

腹膜是一种生物性半透膜，由基膜和毛细血管构成，它能阻断细胞和蛋白质通过，允许相对分子质量低于 15 000 的物质（如电解质和一些中、小分子溶质）通过，大分子物质可从毛细血管和微血管进入腹腔，而不能从腹腔进入血液。腹膜对物质清除的速度与腹膜两侧物质浓度梯度和分子量大小有关，同等浓度差的情况下，分子量越小的物质越易被清除。腹膜透析的原理包括弥散和超滤，弥散是指物质从浓度高的一侧向浓度低的一侧移动，如肌酐、尿素、钾、氯、钠、磷、尿酸等可从血液进入腹腔；超滤是指水分从渗透压低的一侧流向渗透压高的一侧，腹膜透析液的渗透压高于血液，从而可让体内的水分进入腹腔而排出体外。连续不断地更换透析液可使代谢废物及时被清除，从而达到纠正水、电解质、酸碱失衡的目的。

（二）腹膜透析效能的影响因素

1. 腹膜的面积

成年人的腹膜面积约为 2 m^2，较两侧肾小球毛细血管表面积或一般人工肾透析面积大。正常的腹膜面积能保证物质的交换，但患者腹膜面积减少时，如腹腔粘连、腹腔肿瘤、妊娠等会使腹腔的有效面积减少，不适合做腹膜透析。

2. 腹膜的血流量

腹膜的血液供给丰富，来自肋间动脉、腹壁上动脉和腹壁下动脉。壁腹膜静脉引流入下腔静脉，脏腹膜静脉引流入肝门静脉。成年人腹膜的血流量一般为 50 ~ 100 mL/min。血流量的大小对腹膜清除率的影响并不十分明显，当腹膜血流量下降至正常的 25% 时，尿素清除率仅下降至正常的 75%。

3. 影响超滤作用的因素

腹膜透析液的溶质浓度高，所以水的超滤多，超滤作用和下列因素有关：①腹膜毛细血管内压力。②腹膜毛细血管内的胶体渗透压。③腹壁结缔组织内的胶体渗透压。④腹膜腔内液体的流体静压。⑤腹膜透析液本身的渗透压，一般通过调整葡萄糖浓度可增减透析液的渗透压，使用高渗透析液可增加超滤作用。因葡萄糖的吸收可导致血糖、血脂升高，发生肥胖等，目前有不含葡萄糖的透析液。⑥其他因素，透析液的温度、容量、停留时间及腹膜本身的病变等，都可影响透析效能。一般透析液温度应保持在 37℃，留置 4 小时以上。

（三）腹膜透析技术

1. 腹膜透析管

腹膜透析管为硅胶管，具有柔软可弯曲，无毒，高光洁度，不透 X 线，不受温度、酸盐及消毒液的影响和生物相容性好的特点。从第一次应用于临床至今，人们设计了许多类型的腹膜透析管，如标准 Tenckhoff 管、鹅颈管、卷曲管等。

2. 腹膜透析液

腹膜透析液有成品的袋装透析液，也可自制。腹膜透析液类型有等渗、高渗、含钾、无钾、乳酸盐等，每 100 mL 腹膜透析液中加 1 mg 葡萄糖可使渗透压提高 55.55 mmol/L。一般来讲，腹膜透析液的成分应和正常细胞外液大致相等。腹膜透析液主要的成分如下。

（1）葡萄糖

可通过增加腹膜透析液中的渗透压来达到脱水目的，常用的透析液中葡萄糖质量参数为1.5%、2.5% 和 4.5%。葡萄糖浓度越高，脱水效果越好，但由于透析液在腹腔停留 4 小时，有60% ~ 80% 的葡萄糖被吸收，高渗透析液导致大量的葡萄糖被吸收，尤其对糖尿病患者，可引起高渗昏迷，同时由于糖基化产物的产生可刺激腹膜，导致疼痛并加快腹膜纤维化的进程，因此不主张大剂量使用。目前，临床上也有人用果糖或氨基酸来代替腹膜透析液中的葡萄糖。

（2）乳酸盐

腹膜透析液的 pH 值一般为 5.5 左右，常用的缓冲剂为乳酸盐，以前将醋酸盐作为缓冲剂，但因其长期使用可导致腹膜纤维化，现已淘汰。乳酸盐是目前使用最多的缓冲剂，其进入体内后代谢为碳酸氢盐，如患者肝功能异常则该作用受限。

（3）钾

肾功能不全患者常伴有高钾血症，故一般采用无钾透析液进行透析以纠正高钾血症，但须预防低血钾的发生。对于严重低钾血症的患者，可在腹膜透析液里加入钾，1 L 透析液中加入10% 氯化钾 2 mL 可使钾浓度提高 2.6 mmol/L，如果加入 3 mL，透析液中钾浓度为 4 mmol/L。钾浓度不宜过高，以防引起高钾血症或刺激腹膜使患者感到疼痛。

（4）钠

透析液钠浓度为 130 ~ 132 mmol/L。因为高糖透析可使体内水的清除大于钠的清除，易引起高钠血症。如果患者有低钠血症或有低血压，应使用含钠为 140 mmol/L 的透析液进行透析。

（5）钙

血浆游离钙浓度一般为 1.5 mmol/L，近年来由于广泛使用 1.75 mmol/L 的含钙透析液及碳酸钙、骨化三醇等制剂，使得高钙血症、异位钙沉积成为突出的问题。目前广泛使用的生理透析液中的钙浓度为 1.25 mmol/L，需注意监测血钙浓度，并给予适当的补充，警惕继发性甲状旁腺功能亢进的发生。

（四）腹膜溶质转运评价

除了清除溶质之外，腹膜透析还可清除体内多余的水分，使患者维持良好的液体平衡。相关研究表明，液体负荷过多会增加透析患者心血管疾病发生的概率，腹膜平衡试验呈高转运的持续性非卧床腹膜透析（CAPD）患者病死率明显高于其他患者。

1. 超滤生理

腹膜透析的超滤主要是指在腹膜毛细血管中的血液和留置在腹腔中的高渗透析液之间存在渗透压，使水分从渗透压低的一侧向渗透压高的一侧运动。透析液刚灌入腹腔时渗透压梯度最大，因此超滤速度最大，随着透析液留腹时间的延长，一方面腹腔中的葡萄糖逐渐被转移到血液中，另一方面从血液侧进入腹腔中的水分稀释了透析液，使渗透压梯度不断下降，因而超滤速度逐渐减慢。

增加超滤的方法有：①减少留腹时间。②使用高浓度透析液。③更换渗透剂，采用大分子量的渗透剂，因其不被人体吸收，所以能在较长时间内保持较高的渗透压梯度。

当葡萄糖作为渗透剂时，腹膜转运特性也是决定超滤的重要因素。低转运患者葡萄糖重吸收慢，渗透压梯度保持较久；高转运患者渗透压梯度丧失快，一旦保留时间＞4小时，超滤量就非常差。

2. 腹膜超滤功能的测定

标准腹膜平衡试验是评价腹膜溶质转运功能的一种检测方法，由 Twardowski 在 1987 年首先提出评断标准并沿用至今。分别测定腹膜透析液灌入腹腔 0 小时、2 小时、4 小时的肌酐和葡萄糖浓度，并与血中的肌酐和 0 小时透析液葡萄糖相比较，得到 0 小时 D/P、2 小时 D/P、4 小时 D/P（D/P 为透析液肌酐/血肌酐）、2 小时 D/D0、4 小时 D/D0（D/D0 为透析液葡萄糖 /0 小时透析液葡萄糖）这 5 个值，大多数值落在的转运特性范围为患者的腹膜转运特性。由于 4 小时 D/P 值最为稳定，目前基本上以 4 小时 D/P 来决定患者的腹膜转运特性。医师根据检查结果，可为患者提供更好的处方。

操作方法：①平衡试验通常是早晨操作。试验前晚，将 2.5% 腹膜透析液 2 L 灌入腹腔内存腹。嘱咐患者在试验前，不能自行将腹腔内液体引流出来，必须由平衡试验操作护士完成。②放出隔夜腹膜透析液，嘱患者仰卧。随后，将 2.5% 腹膜透析液 2 L 灌入腹腔内。每灌入 400 mL 腹膜透析液，嘱患者的身体向两侧摇摆。③自腹膜透析液全部灌入开始计算时间，于 0 小时、2 小时时引流出 200 mL 腹膜透析液，其中 190 mL 腹膜透析液灌回腹腔内，留取 10 mL 标本，分别检测葡萄糖、尿素氮和肌酐浓度。④2 小时时留取血标本，分别检测葡萄糖、尿素氮和肌酐浓度。⑤4 小时试验时间内，患者可以下床走动。⑥4 小时后，用 20 分钟排空腹腔内的腹膜透析液，测定腹透液的引流液量，留取 10 mL 标本。⑦需要注意腹膜透析液标本中如葡萄糖浓度高，可能影响肌酐测定，在检测的时候，必须对葡萄糖浓度稀释 10 倍才能得出正确的肌酐值。

注意事项：操作时间、测量液体必须准确，留取标本必须准时。

三、腹膜透析适应证、禁忌证及优缺点

（一）适应证

腹膜透析适用于急慢性肾衰竭、急性药（毒）物中毒、慢性充血性心力衰竭等患者。

①急慢性肾衰竭：需早期腹膜透析，充分清除小分子及中分子代谢产物，纠正水、电解质、酸碱失衡，延缓后续多器官衰竭。②急性药（毒）物中毒：如无血液透析条件，可进行腹膜透析，既能清除药（毒）物，又能清除体内潴留的代谢产物及过多水分。③慢性充血性心力衰竭：减少血流动力学变化，缩短心肌缺血时间，提高利尿剂治疗反应性，缓解肾功能恶化。

另外，肝性脑病、急性胰腺炎、经腹腔给药及营养支持也是腹膜透析的适应证，需要由透析室及相关专科医师完成。

（二）禁忌证

1. 绝对禁忌证

（1）广泛的腹膜粘连、腹膜功能减弱或丧失。

（2）患者视力障碍、精神异常又没有合适的照护者。

（3）难以纠正的机械缺陷，如无法修补的疝、脐膨出、膈疝等。

（4）各种原因导致无合适的部位置入腹膜透析管。

2. 相对禁忌证

（1）腹壁感染或腹腔有引流管，容易导致腹膜炎的发生。

（2）CAPD 患者腹膜透析时膈肌抬高，加重呼吸困难，容易导致肺部感染。

（3）不能耐受获得充分透析所需的透析液量。

（4）3天以内有腹部手术史。

临床上对于有腹腔内广泛感染的患者，是否可立即进行腹膜透析意见不一。对于急性细菌性腹膜炎的患者，部分人认为应控制感染后再做透析，另一部分人认为可立即进行腹膜透析，但对局限性腹膜炎者不宜行腹膜透析，以免感染扩散。

（三）腹膜透析优缺点

1. 优点

（1）腹膜透析操作简单，只需要将腹膜透析液通过腹膜透析管灌入腹腔，留置后放出。患者可以在家里完成治疗，生活和工作方面相对不受限制。

（2）腹膜透析不需要特殊设备，患者不需要使用腹膜透析机进行透析，医院投资少，易于普及开展。

（3）腹膜透析不需要建立体外血液循环，对血流动力学影响小，利于稳定患者的心血管功能。出现严重高血压及心力衰竭危险的概率小，心脑血管事件发生率较低。同时，患者发生血源性传染病（乙型肝炎、丙型肝炎、艾滋病等）交叉感染的概率低。

（4）腹膜透析对有残余肾功能的尿毒症患者有保护作用，使之出现少尿及无尿较晚。患者有残存肾功能就能减少透析剂量，以保持较好的生活质量。

（5）腹膜透析不需要建立血管通路，血管条件差的患者（如老年患者、糖尿病患者等）也能进行透析。

（6）腹膜透析不用抗凝血药，不会引起出血等并发症，严重创伤及有出血倾向的患者仍适用。

（7）腹膜透析有更好的中分子物质清除率，能更好地改善患者的贫血及神经系统症状。

2. 缺点

（1）氨基酸和蛋白质丢失：长期持续腹膜透析的患者，每天从腹膜透析液丢失的氨基酸为 1.2 ~ 3.4 g，丢失的蛋白质为 5 ~ 15 g，感染时还会成倍增加，容易引起营养不良。

（2）腹腔或隧道感染：腹膜透析操作不当，易诱发腹膜炎。另外，还可能出现腹膜透析管的皮肤隧道口及隧道感染，后者常必须拔管暂停透析。

（3）有疝形成、腹壁及外生殖器水肿等并发症发生的可能。

第二节　腹膜透析置管前后的护理

一、腹膜透析置管的护理

（一）置管术前护理

1. 术前宣教

（1）使患者了解正常的肾脏功能：①排除代谢废物。②维持水、电解质及酸碱平衡。③造血功能。④控制血压功能。⑤活化维生素 D_3。

（2）告知患者慢性肾衰竭相关的基本知识：正常肾功能丧失超过 90% 就为肾衰竭。慢性肾衰竭是缓慢性、永久性、不可恢复的肾脏损害，症状有倦怠、厌食、呕吐、面色苍白、水肿、头晕、高血压等。

（3）让患者了解腹膜透析治疗过程。腹膜透析治疗需要在腹腔内放入一条柔软的硅胶导管。导管的一端插入腹腔内，另一端留在腹部外面。透析液经由导管灌入腹腔，有引流、灌入、留置 3 个步骤。通过腹膜透析可降低体内的代谢毒素并排除多余的水分，以维持患者的生命。

2. 患者准备

患者的生活环境、身体及心理准备工作，包括让患者充分理解治疗的必要性，养成良好的卫生习惯，学习无菌操作过程等。

3. 物品准备

腹膜透析管（Tenckhoff 管）、钛钢接头、短管、蓝夹子、腹膜透析液（不需要加温）、生理盐水 500 mL、肝素 1 支、腹带、隧道针等。

（二）置管术操作相关护理

1. 置管术前准备

手术前要仔细检查患者腹部，以排除肝、脾、胃、膀胱或卵巢的肿大及其他明显的病变（如腹部肿瘤）。排空膀胱，严重便秘而无肠梗阻的患者应灌肠。术前肌内注射毛花苷 C、阿托品，一般可预防性给予抗生素，多选择局部麻醉方式。

2. 选择插管部位

患者平卧，插管部位为腹直肌旁或腹中线脐下 2 ~ 3 cm。通常选择腹直肌旁、接近髂前上棘至脐连线中点（近麦克伯尼点）或麦克伯尼点对侧相应部位，因为这个位置有一些肌肉组织，可供缝合以包绕涤纶套，而且可使出口远离中线，避免患者碰到物体或俯卧睡觉时引起损伤。

3. 置管前腹膜透析管浸泡处理

腹膜透析管应浸泡在无菌生理盐水中，可用拇指挤压、转动两个涤纶套去除其内的空气，以免妨碍成纤维细胞的长入。

4. 置管操作过程

首先，协助消毒、铺巾，局部麻醉下做 3 cm 的皮肤切口，以到达腹直肌前鞘，剪开、分离腹直肌纤维，到达腹直肌后鞘。剪开腹直肌后鞘 1 ~ 2 cm 到达腹膜，确定没有误钳入肠管后，再将腹膜做一小切口，以仅能通过腹膜透析管为宜，并在其周围用可吸收缝线做荷包缝合，暂不结扎。

其次，在直视下，用隧道针插入腹膜透析管内，协助将腹膜透析管轻柔插入腹腔内，插入方向为骨盆深处。标准 Tenckhoff 管末端的位置应正好在腹股沟韧带之下，前腹壁与大网膜及肠管之间。当腹膜透析管末端到达骨盆深处时，患者会感到会阴部坠胀且有便意，此时拔出隧道针芯。用 50 mL 注射器迅速注入腹膜透析液 50 mL，位置恰当时，患者有便意感，但无疼痛，回抽液体通畅，量不少于 50 mL。

然后，收紧荷包线，结扎腹膜切口，缝合腹直肌鞘。顺着腹膜透析管的自然走向，于腹壁脂肪下层，用止血钳紧贴腹直肌鞘分离出一条长约 9 cm 的呈弧形的隧道，并在其出口处皮肤切一个能通过腹膜透析管的小口，从此切口处拉出腹膜透析管，将腹腔外的腹膜透析管上的涤纶套在隧道外口距离皮下 2 cm 处固定，缝合皮肤切口。

最后，在腹膜透析管置入后，将腹壁外腹膜透析管末端连接钛钢接头，再连接短管、双联双带腹膜透析液，做好术后腹膜透析管护理。可先向腹腔内灌入腹膜透析液 500 ~ 1 000 mL，然后放出腹膜透析液，观察有无出血，确认管路通畅，封闭短管。

5. 术后早期并发症的观察与处理

术后早期可有疼痛、透析液渗漏、反射性肠梗阻、出血、脏器损伤、感染等并发症。

（1）护理观察要点

患者回病房后，重点观察腹部插管出口处有无渗血、漏液，保持无菌敷料清洁、干燥，避免手术部位潮湿及污染。观察导管固定是否牢固，防止患者牵拉使管路脱出。

（2）并发症的处理

切口出血或血性引流液。原因：①切口出血主要是由于手术时结扎血管不严，患者凝血功能差。②出现血性引流液的原因有切口处血液渗入腹腔，腹腔内小血管出血，部分大网膜切除结扎不紧或在管置入过程中损伤大网膜。护理：①切口出血给予加压包扎、沙袋压迫、冷敷。②密切观察腹膜透析流出液的颜色、量的变化，准确记录，并监测血常规、血压。③用未加温的腹膜透析液反复冲洗腹腔，可使腹腔内血管收缩，达到止血目的。④遵医嘱使用止血药。⑤腹膜透析液中停止使用抗凝血药。⑥若以上方法无效，则需打开伤口寻找出血点并止血。

漏液。原因：腹膜透析管周围漏液，可能与术中缝合结扎不牢，术后患者有增加腹压的动作，开始透析时一次灌入液体过多有关。护理：暂时停止腹膜透析 3 天，待伤口愈合后再透析。如需继续腹膜透析，可改为小剂量间断透析。漏液多者，停止透析，寻找原因，行手术修复或重新置管。

（3）健康教育

嘱患者在切口愈合前，不能淋浴或盆浴。出口处愈合前 2 ~ 6 周，避免举重物、爬楼梯等用力过度的行为，并注意防止便秘。出口处或隧道出现异常（如出血、渗液、疼痛、触痛、腹部外伤等情况）时，应即刻通知医师进行及时处理。

（三）留置导管后护理

（1）保证导管在隧道中固定牢固，防止导管不慎被牵拽脱出。

（2）插管后，应进行导管冲洗，用 500 ~ 1 000 mL 腹膜透析液冲洗，引流 1 次或 2 次（如引流液为血性，则要冲洗、引流多次，直到液体清亮）。

（3）应加强饮食管理，使患者保持排便通畅，尤其在刚插管后，要避免导管漂浮，以免发生引流不畅。

（4）一般患者在置管术 2 周（糖尿病患者则为 3 周）后方可洗澡，洗澡时注意在导管外出口处，应当使用洗澡保护袋进行保护，保持外出口的干燥。洗澡后应该对外出口处进行消毒护理，保持出口处清洁、干燥。

（5）如果患者有必要进行放射性检查（如动脉造影），在检查前，应先进行腹膜透析操作，将腹腔液体引流至体外。

（6）在转血液透析或接受肾移植的过程中，即在停止腹膜透析时期内，也要注意对移植后渗液的处理，并继续按时进行外出口处的护理。在重新开始腹膜透析前，应每 2 天冲洗 1 次导管，保证导管的畅通。

二、腹膜透析导管的护理

（一）腹膜透析治疗的护理指导

在患者接受了腹膜透析治疗方法后，应当及时对患者进行腹膜透析治疗护理指导，指导要点如下。

1. 更换腹膜透析液无菌操作指导要点

（1）每次更换腹膜透析液必须按照正确的操作步骤进行。

（2）戴好口罩，罩住口鼻。

（3）每次操作前必须按"七步洗手法"洗手。

（4）确保使用物品不被污染。

（5）掌握腹膜透析液知识。

（6）增强体质，预防肠道疾病，防止腹泻及便秘。

2. 导管护理指导要点

（1）禁止在导管附近使用剪刀等锐器，防止损伤导管。

（2）防止导管扭曲、打折。

（3）禁止通过向导管内插入金属丝等任何物品及抽吸导管的方式，来疏通导管内堵塞物。导管发生阻塞应由医护人员处理。

（4）导管固定非常重要，应指导患者如何更好地保护好导管，以防牵拉。

3. 相关知识指导要点

（1）环境条件：保持室内清洁，空气清新，门窗关闭，桌面擦拭干净。

（2）家庭需备物品：电子血压计、体温计、体重秤、恒温袋或恒温箱、挂钩或挂架（悬挂腹膜透析液用）、紫外线灯（消毒房间）、闹钟、笔记本和笔；一次性口罩、洗澡保护袋、洗手液、消毒棉签。

（3）治疗用品：双袋腹膜透析液、碘液微型盖、连接短管（3～6个月或遵医嘱更换）、蓝夹子（通常使用2个，应有1～2个备用）、无菌纱布、纸胶布、70%乙醇（擦拭桌面）。

（二）腹膜透析导管出口处的常规护理

1. 置管时间＜6周的短期导管出口处的常规护理

物品准备：无菌手套、无菌包、无菌纱布、棉签、胶布、无菌生理盐水、碘伏。

操作：①戴口罩、七步洗手法洗手、打开无菌包、取下旧纱布敷料，动作应轻柔。②戴无菌手套，以蘸有生理盐水的棉签自腹膜透析管出口处向外环形擦拭至清洁。③以蘸有生理盐水的棉签自腹膜透析管出口处向外擦拭至清洁，擦拭导管下面时应重新更换棉签。④用碘伏棉签消毒出口处，以②～③同样的手法消毒出口处皮肤和腹膜透析管。⑤以无菌纱布覆盖出口处局部，并将腹膜透析管固定牢靠。

要点：①每天进行1次出口处护理，严格执行无菌操作，避免感染。及时发现异常变化，减少患者的感染机会。②因组织未长好，操作时应动作轻柔，避免牵拉，防止将管路拽出。③注意腹膜透析管的固定方法，固定时应避免导管扭曲、打折。④防止造成出口处受伤及污染。

2. 置管时间＞6周的长期导管出口处的常规护理

环境准备：清洁、安静、舒适、安全。

护士准备：着装整洁，修剪指甲，洗净双手，戴口罩、帽子。

患者准备：选择适当体位。

物品准备：治疗车上层放置无菌纱布或者一次性无菌敷料、无菌镊、消毒棉签、生理盐水、碘伏、无菌手套、胶布，根据伤口情况配备过氧化氢溶液、局部抗生素等，并备治疗盘。

导管出口处检查：小心拆除纱布，勿牵拉导管，按压出口处及隧道，注意是否有渗液或疼痛。正常的导管出口处及隧道，上皮组织应该是良好、完整的，干燥且略带粉红，无红、肿、热、痛，无异常渗出液或脓血，按压隧道部位应无任何疼痛感。如有红肿或分泌物流出，应观察分泌物的性状，做细菌培养并记录。

腹膜透析长期留置导管出口处换药操作：

①戴无菌手套。②用棉签蘸碘伏从导管出口处由内向外环状消毒出口处附近的皮肤。腹膜透析管出口处特殊情况处理：a. 愈合良好的出口处用生理盐水清洗。b. 出口处有结痂产生时，不可用力去除，应用生理盐水软化出口处结痂后，再用生理盐水清洗出口。c. 出口处有肉芽组织生长，应先用生理盐水清洗出口处，然后用硝酸银烧灼肉芽组织，最后用生理盐水再次清洗出口处。d. 出口处有脓性分泌物流出，应先用生理盐水清洗出口处，做分泌物细菌培养，然后用过氧化氢溶液清洗出口处，再用生理盐水冲洗出口处。③使用9 cm×10 cm无菌纱布覆盖或者一次性无菌敷料覆盖出口处，再适当地固定导管。应注意，不可随意使用非医师指定的油剂、粉剂等涂抹在导管出口处，以防感染。

导管出口处护理的基本原则：①在进行导管出口处护理前必须洗手。②在操作前把导管固定妥当。③不可扭转、拉扯或压迫导管。④不可在导管附近使用剪刀。⑤按照标准方法进行导管出口处的护理。⑥每天淋浴后或流汗多时，需要换药。

第三节　腹膜透析治疗操作流程

一、常规腹膜透析换液操作程序

（一）操作准备

1. 操作前室内环境评估

关闭门窗、风扇，患者不能坐在空调出口处，避免尘土飞扬；室内不能堆积杂物，各种物品要保持清洁；室内光线充足，空气清新。

2. 清洁操作台

喷洒少量的乙醇在操作台上，或用清洁干净的擦布将操作台由内向外擦拭干净。

3. 备齐腹膜透析操作所需物品

治疗车、温度适宜的双联透析液、2个蓝夹子、2个碘伏帽，无菌纱布、胶布。

（二）操作步骤

1. 准备

（1）洗手（七步洗手法）、戴口罩。

（2）撕开透析液外包装，取出双联双袋系统。

（3）检查接口、拉环、管路、出口塞和透析液袋是否完好无破损。

（4）检查管路内有无液体，腹膜透析液袋中的液体是否清亮，有无漂浮物，浓度及容量是否正确，腹膜透析液是否在有效期内，挤压腹膜透析液袋检查有无漏液。

（5）取出患者身上的短管，确保短管处于关闭状态。

（6）如需添加药物，按医师处方，将药物从加药口加入透析液内。

2. 连接

（1）拉开接口的拉环。

（2）取下短管上的碘伏帽，短管接口朝下。

（3）迅速将双联双袋系统接口与短管接口相连接，旋拧双联双袋系统管路使之与短管连接密合。

3. 引流

（1）用蓝夹子夹住入液管路。

（2）将透析液袋上的绿色出口塞折断。

（3）将透析液袋悬挂在输液架上。

（4）将引流袋（空袋）放在低位小盆内，光面朝上。

（5）将白色短管旋转开关开一半，当感到有阻力时停止，开始引流的同时观察引流液是否浑浊。

（6）引流完毕后关闭短管。

4. 冲洗

（1）取掉入液管路上的蓝夹子。

（2）观察透析液流出情况，流入引流袋 5 秒后，用蓝夹子夹住引流管路，开始冲洗。

5. 灌注

（1）打开短管旋转开关，开始灌注。

（2）再用一个蓝夹子夹住入液管路。

6. 分离

（1）撕开碘伏帽的外包装。

（2）检查帽盖内海绵是否浸润碘伏液。

（3）将短管与双联双袋系统分离，将短管接口朝下旋拧碘伏帽盖至完全密合。

（4）称量透出液并做好记录。

（5）整理用物。

二、腹膜透析液双联系统换液操作程序

（一）护理评估

（1）评估患者的超滤量（包括尿量），遵医嘱选择渗透压适当的腹膜透析液。

（2）评估患者对冷、热的耐受性，选择温度适当的腹膜透析液。

（3）评估患者的耐受性，选择适当的体位及悬挂腹膜透析液的高度和废液袋的位置。

（4）评估患者透出液的颜色、清亮度及有无絮状物。

（5）评估腹膜透析管道情况及导管出口处情况。

（6）评估患者对腹膜透析的理解和合作程度。

（二）操作准备

1. 用物准备

治疗车、温度适宜的双联透析液、碘伏帽、蓝夹子 2 个、治疗盘、速干手消毒液、输液架、放置废液袋的面盘（器具）、盘秤。

2. 环境准备

环境整洁，光线充足，保证适宜的操作空间。

（三）操作步骤

（1）携用物至患者床旁，核对患者信息及腹膜透析液。

（2）向患者解释清楚透析目的，以消除其顾虑，取得合作。

（3）协助患者取适当的体位，评估患者，手消毒。

（4）撕开透析液外袋，挤压液袋，对光检查，注意接口拉环、管路、出口塞和透析液袋是否完好无损，无误后挂于床旁挂钩上（选择适宜高度）。

（5）取出患者身上的短管，检查并确保短管处于关闭状态，拉开腹膜透析液接口拉环，取下短管上的碘伏帽，迅速将双联系统与短管相连。严格执行无菌操作，防止发生医源性感染，连接时应将短管朝下，旋拧管路使之与短管完全密合；连接过程中嘱患者保持不动。

（6）用蓝夹子夹住入液管路，将空液袋置于低位面盘里，打开短管旋钮开关，开始引流，引流完毕后，关闭短管。双手分别握住出口塞的两端，将其绿色栓子向前弯曲，直至折断，再对折2～3次，直至栓子完全分离为止。根据患者情况选择适当高度、引流速度，选择适当低位，观察引流液的情况。

（7）将透析液袋口的绿色出口塞折断，取下入液管路的蓝夹子，观察引流液流入引流袋的情况，排尽管路中空气，5秒后用蓝夹子夹闭出液管路。注意排尽入液管路里的空气，并冲洗管路。

（8）打开短管旋钮开关，开始灌入腹腔，灌注结束后，关闭短管，再用另一蓝夹子夹住入液管路。密切观察入液速度、是否通畅，以及患者的耐受情况、有无疼痛。

（9）撕开碘伏帽的外包装，将短管与双联系统分离，将短管朝下，旋拧碘伏帽盖至完全密合。严格执行无菌操作，注意检查碘伏帽外包装是否密合。

（10）收拾用物，整理床单位，对患者进行健康指导。

（11）称量透出液并做好记录，如有异常及时通知医师。

（12）排放废液，弃置废液袋。

（四）注意事项

（1）观察腹膜透析管及管口周围情况，保持腹膜透析管通畅。

（2）短管、双联系统、碘伏帽分离和连接时必须严格执行无菌操作，碘伏帽保证一次性使用。

（3）透析液灌入过程中注意观察患者有无不适，仔细观察腹膜透析液引流、灌入是否通畅，引流液的颜色、性质、引流量是否正常，并认真记录超滤量及尿量。

（4）做好腹膜透析相关健康教育。

（5）透析期间密切观察患者的血压、体重及患者肢体有无水肿。

（五）健康指导

（1）让患者了解腹膜透析的原理及目的。

（2）教会患者腹膜透析的基本方法、无菌观念和注意事项。

（3）指导患者用手感受加温后腹膜透析液袋的温度，选择适合自己的温度，以减少不适。

（4）指导患者自行调整腹膜透析液袋的高低，以减轻疼痛。

（5）指导患者观察引流液的速度及是否通畅，如有梗阻，可适当更换体位。

（6）指导患者观察入液速度及是否通畅，如有梗阻，可适当加压灌入。

（7）指导患者加强对隧道口的保护，预防感染。

三、腹膜透析外接短管更换操作程序

腹膜透析短管长度为10～15 cm，是连接钛钢接头末端的一根导管，其加长了体外的导管，并使患者易于操控。短管需要定期更换，以免过度使用导致的物理损伤。短管通常每6个月更换1次，以免发生感染。

（一）护理评估

（1）了解患者病情。

（2）评估患者体位的选择。

（3）评估患者导管出口和隧道口的情况。

（4）评估患者对更换短管的理解和合作程度。

（二）操作前准备

1. 操作前物品准备

腹膜透析外接短管 1 根，蓝夹子 2 个，碘伏帽 1 个，无菌手套，1 瓶 50 mL 碘伏液，口罩，无菌纱布，无菌镊子（备用）2 把，无菌药碗 / 弯盘 2 个，无菌治疗巾 1 块，血管钳（钳端有保护套）1 套。

2. 环境与人员操作前准备

保持环境清洁、干燥，避免风扇直吹患者，以防粉尘；操作人员和患者严格遵照七步洗手法洗手；操作人员和患者务必戴口罩，以防感染。

（三）操作步骤

（1）携用物至患者床旁，核对患者。

（2）向患者解释清楚更换短管的目的，以消除其顾虑，取得合作。

（3）协助患者选择适当的体位。

（4）戴口罩。

（5）铺无菌治疗巾，挤压短管外包装，检查有无破裂、有无过期，去掉短管外包装袋，放在无菌治疗巾上，注意严格执行无菌操作。

（6）使用蓝夹子夹闭腹膜透析外接短管部分（或用带保护套血管钳），并注意检查接口、管路是否完好无损，保持密闭。

（7）分离钛钢接头和旧短管，打开碘伏液瓶盖，轻轻提起导管将钛钢接头浸泡在碘伏液中 5 ~ 10 分钟。注意严格执行无菌操作，避免牵拉。

（8）戴无菌手套，取出新短管，关上新短管开关，注意严格执行无菌操作。

（9）取出钛钢接头，将钛钢接头旋开向下，请患者帮忙固定腹膜透析管，用无菌纱布擦净钛钢接头处，取出短管与钛钢接头进行连接，并确定拧紧。

（10）去除腹膜透析管上的血管钳或蓝夹子，打开短管开关，放出透析液；如需进行换液操作，则按照常规进行；如无须换液，则关上短管开关，盖好碘伏帽。注意严格执行无菌操作，防止感染。

（11）整理用物。

（四）注意事项

（1）尽可能在换液前更换短管，换管前保证腹腔内有腹膜透析液。

（2）换管结束后，可进行一次常规出口处护理。

（3）建议在换管后对患者进行一次换液操作指导。

（五）护理指导

（1）让患者了解更换短管的目的。

（2）教会患者短管更换的步骤、需患者协助的事项，并强调无菌观念。

（3）指导患者对短管进行保护，以防感染。

第四节　腹膜透析并发症及处理

一、腹膜透析管相关并发症及处理

腹膜透析过程中，由于各种原因可导致腹膜透析管引流不畅、感染、出血等并发症，严重影响患者的生活质量，有些并发症是导致部分患者停止腹膜透析治疗甚至死亡的原因之一。积极的预防治疗和细心的护理，对于改善腹膜透析患者的生存质量和提高生存率具有重要意义。

（一）隧道及导管出口处感染

1. 原因

在腹膜透析的过程中操作不当，没有严格按照无菌技术进行操作造成污染；患者营养不良，抵抗力低下；换液时反复牵拉导管外段导致轻微损伤。

2. 临床表现

导管出口周围局部皮肤有红、肿或肉芽生长，有脓性分泌物溢出，沿隧道移行处有压痛。

3. 预防及处理

（1）顺应导管自然走向固定导管于皮肤上，可距离出口 6 cm 以外再调整导管走行方向。导管尾端放置于专用腰带内。

（2）避免外伤，不要拉扯、扭转或压迫导管。

（3）接触导管前清洁双手，按照标准方法进行导管和出口处护理。保持导管出口清洁、干燥。每次换药时应观察出口处有无充血、分泌物、创伤等。

（4）不能盆浴，淋浴前出口处用洗澡保护袋保护，淋浴后立即换药。

（5）发生感染者每天换药 1 次或 2 次，感染处应先局部清创，用肥皂水、生理盐水清洗导管出口处，对形成的痂皮不可用力去除，可用过氧化氢软化后去除。加强对出口局部的护理，可酌情使用抗生素软膏。

（6）护士在操作中，接头不可触及非无菌区，防止接头导管口污染。如疑有污染，应立即用蓝夹子夹住导管，将接头导管用碘伏液浸泡 5 ~ 10 分钟，再进行连接操作。

（二）导管移位与阻塞

1. 原因

（1）透析管被血凝块、纤维蛋白凝块、脂肪等阻塞。

（2）腹膜粘连或大网膜包裹透析管。

（3）导管受压、扭曲或位置改变。

（4）导管移位漂浮。

（5）蓝夹子或开关未打开，导管扭曲或打折。

（6）患者便秘、尿潴留或肠胀气。

2. 临床表现

当腹膜透析液灌入正常，引流时困难，表现为腹膜透析液放出量明显少于灌入量，又没有管周漏液时，应考虑流出不畅。部分患者伴有腹痛，透出液中可见到纤维样块状物。对于导管移位或扭曲，在患者采取某一特殊体位时，有时可引流通畅，腹部 X 线片可确诊。少数患者通过腹部按摩、下床活动、变换体位可复位，大多数需要重新手术置管。

3. 处理

（1）检查腹腔外腹膜透析管有无扭曲、受压，开关或蓝夹子是否打开，引流袋位置是否高于腹部。

（2）询问患者有无便秘、尿潴留，因结肠中大便积滞、肠胀气或膀胱充盈，可能会压迫腹膜或透析管导致引流不畅。给予通便、排尿处理后多可缓解。

（3）改变患者体位，让患者翻身，采取左侧、右侧卧位或半卧位，如病情允许，可下床走动，或晃动腹部以利于腹膜透析液的引流。

（4）根据医嘱，使用尿激酶封管，溶解纤维样斑块、血凝块等。

（5）加强活动，合理使用缓泻药，保持排便通畅，促进肠蠕动。

（6）饮食指导：避免过多摄入豆制品、土豆、红薯等产气食物，以防肠胀气。可进食芹菜、韭菜等含纤维素多的食物，预防便秘。

（7）内科非手术治疗无效后，需拔除腹膜透析管，并考虑重新置管或外科手术治疗。

（三）腹膜壁渗漏

1. 原因

（1）腹膜先天或后天缺陷。

（2）手术时结扎不牢固，透析液渗出。

（3）腹腔压力增高。

2. 临床表现

（1）腹膜透析液流出减少，同时伴有体重增加。

（2）导管出口处流出澄清的液体，为皮下渗液。

（3）患者出现腰背部或阴囊、阴茎、阴唇部位水肿。

3. 处理

立即通知医师进行有效的缝合，以减轻患者症状。避免突然咳嗽、负重等增加腹压的动作。

（四）疝

1. 原因

（1）各种原因导致腹壁薄弱。

（2）手术缝合不紧密。

（3）腹膜透析液灌入后腹膜压升高，大剂量透析液或高渗透析液的使用。

（4）营养状况差，伤口愈合不良。

2. 临床表现

患者脐部或腹股沟区有局部隆起，腹壁局部膨胀，透析液灌入后膨胀更明显。有的患者局部膨胀看似不明显，但当患者站立时或做增加腹压的动作时隆起突出变明显。

3. 处理

嘱患者避免过度用力、咳嗽、便秘、爬楼梯、提重物。减少入液量，以降低腹腔内压力。当患者疝部位逐步增大，疼痛加重时，及时通知医师进行疝修补术，以改善患者的临床症状。

（五）腹膜透析管脱落

1. 原因

腹膜透析管与钛钢接头脱落。

2. 处理

如果是外接短管与钛钢接头脱落，需要将短管与钛钢接头分别浸泡在碘伏消毒液中5～10分钟，再进行连接操作，以避免感染。透析管脱落时，立即用夹子夹住发生导管脱落的部位的上方，以纱布包裹导管脱落处，更换腹膜透析外接短管。

二、腹膜透析代谢并发症及处理

对于大多数患者，腹膜透析是一种耐受性较好的肾脏替代治疗方法。但是，腹膜透析会引起一系列的代谢异常，需要注意并给予适当的干预。

（一）葡萄糖的吸收

虽然目前已经出现了氨基酸腹膜透析液和右旋糖酐 70（多聚葡萄糖）腹膜透析液，但葡萄糖腹膜透析液仍是腹膜透析最常用、最基准的选择。葡萄糖具有价廉、性质稳定和相对不损伤腹膜的优点，但是它很容易被腹膜吸收，临床可通过标准腹膜平衡试验，来测定患者的腹膜功能和腹膜对葡萄糖的吸收程度，并定义患者的腹膜转运特性。在进行 CAPD 治疗时，可以发现每次交换都将使腹膜透析液中 60% ～ 80% 的葡萄糖被吸收。和 CAPD 相比，虽然全自动腹膜透析交换时间减少且每次交换时葡萄糖的吸收率也下降，但总的来说葡萄糖的吸收还是很明显的。根据透析液中葡萄糖的浓度和交换时间的长短，人体每天可能要吸收葡萄糖 100 ～ 150 g，相当于 1 674 ～ 2 510 kJ 热量。这些热量占据一个体重为 70 kg 的患者一天建议摄入总热量（10 290 kJ/d 或每天 147 kJ/kg）的 24%。这些热量对于某些腹膜透析患者来说，可以提供一个很好的能量来源，因为要达到腹膜透析指南建议的营养标准是很困难的，而且这部分能量对于腹膜透析患者的体重增加可能也起到了一定的作用。

吸收腹膜透析液中的葡萄糖也会带来一系列的问题。例如，会引起胰岛素的分泌，而如果该患者同时伴有胰岛素抵抗（这是慢性肾衰竭很常见的一个特点），那么这将导致血清胰岛素始终维持在一个比较高的水平。对于某些患者，葡萄糖的负荷会导致严重的高血糖，甚至需要开始口服降糖药治疗或胰岛素治疗。腹膜透析患者出现的高三酰甘油血症也可能与葡萄糖的吸收有关。在开始腹膜透析之前，必须将这些可能性与患者交代清楚。

为了减少葡萄糖的吸收，应建议患者适当调整盐和水的摄入，因为这样能减少对高渗溶液的需要。也可以使用非葡萄糖透析液，如右旋糖酐 70 透析液或氨基酸透析液。

（二）脂质代谢异常

1. 常见脂质代谢异常

在终末期肾病患者中，氧化型低密度脂蛋白及其抗体均升高。腹膜透析患者也存在各种脂质代谢异常，最明显的特点是载脂蛋白 B 和低密度脂蛋白胆固醇升高，低密度脂蛋白颗粒很小，密度很高，容易穿过内皮组织并被氧化，从而导致动脉粥样硬化。腹膜透析患者低密度脂蛋白升高的原因目前临床还不十分清楚。

腹膜透析患者出现高三酰甘油血症，主要是由极低密度脂蛋白生成增加和脂蛋白酶缺乏引起的。虽然该脂质异常具体的发病机制尚不清楚，但可以明确的是，使用葡萄糖透析液和各种药物（例如 β 受体阻滞药）会加重这种脂质异常。腹膜透析患者的脂质异常，很容易导致动脉粥样硬化。

2. 腹膜透析患者脂质异常的治疗

（1）低密度脂蛋白胆固醇 / 载脂蛋白 B 的升高

在非尿毒症人群中，降低低密度脂蛋白胆固醇水平可明显延缓冠心病的进展，从而降低心血管事件的发生概率和病死率，甚至胆固醇水平正常但以前有冠心病的患者都可以从中获益。

作为一线治疗药物的他汀类降脂药，在肾病患者中的使用一般是很安全的。但是有时也会导致横纹肌溶解症，因此在使用时应定期监测肌酸激酶。在肾衰竭患者中使用依泽替米贝（一种减少小肠吸收胆固醇的新药）也是很安全的，它既可以和他汀类药物合用以达到治疗目标，也可以使用在一些无法耐受他汀类药物的患者身上。磷结合剂思维拉姆也可以明显降低低密度脂蛋白水平。

（2）三酰甘油的升高

三酰甘油水平升高是冠心病进展的一个比较弱的独立危险因素。但在腹膜透析患者中高三酰甘油血症较常见，有些甚至会引起胰腺炎。葡萄糖透析液对高三酰甘油血症的发生可能有一定作用。对于严重高三酰甘油血症的患者建议调整钠和水的摄入，以减少高渗性透析液的使用。摄入乙醇会明显增加三酰甘油水平，因此应避免饮酒。而某些会引起高三酰甘油血症的药物也应该避免使用。虽然目前还没有证据证明治疗透析患者的高三酰甘油血症能改善其临床预后，但许多专家还是建议当三酰甘油水平＞ 4 mmol/L（350 mg/dL）时应进行治疗。他汀类药物能降低三酰甘油的水平，这些药物中有一部分是通过肾脏排泄的，剂量至少需要减少 25%。它们主要的不良反应是肌肉毒性，因此需要定期监测肌酸激酶。也有报道说使用贝特类调脂药物会导致肾功能下降。总之，在使用这些药物时应非常小心，不建议将贝特类调脂药物和他汀类药物合用。

（3）高密度脂蛋白胆固醇的降低

贝特类调脂药物可升高高密度脂蛋白胆固醇的水平，但是具体升高多少才能降低终末期肾病患者心血管事件的发生概率和病死率还不得而知，而且腹膜透析患者使用这些药物本身就存在风险。

（4）抗氧化剂

对于非尿毒症患者，维生素 E 是一种非常有效的抗氧化剂，但它是否能降低心血管事件的发生率还不太清楚。有一个针对血液透析患者的临床试验证明，使用维生素 E 可使患有冠心病的患者获益。但目前还没有针对腹膜透析患者的相关研究。

（三）蛋白的丢失

腹膜透析患者会通过腹膜丢失大量的蛋白，每天为 10 ~ 20 g。这些丢失的蛋白主要是清蛋白，但有时 IgG 也可占 15%。大量蛋白的丢失导致腹膜透析患者血清蛋白水平明显低于血液透析患者，高转运和高平均转运的患者蛋白丢失更明显。急性腹膜炎可导致更多的蛋白丢失，迁延不愈的腹膜炎可导致患者的蛋白丢失越来越严重，最终引起营养不良。蛋白丢失有时也可作为暂时或永久终止腹膜透析的指征，因此，必须仔细评估腹膜透析患者的尿蛋白含量。

（四）低钠血症 / 高钠血症

腹膜透析液中钠的含量一般为 132 mmol/L。大部分腹膜透析患者都可以维持正常的血钠水平。但也有少数患者会出现低钠血症或高钠血症，需要进行相应的干预。

1. 低钠血症

过度饮水的患者会出现稀释性低钠血症。严重高血糖的患者会出现转移性低钠血症，这是由于水分转移至血管内而引起的。一般来说，血糖每升高 5.6 mmol/L（100 mg/dL），血钠将降低 1.3 mmol/L，与此类似，使用艾考糊精腹膜透析液也会引起血钠的轻度下降。在治疗过程中应注意适量饮水，严密监测血糖等。

2. 高钠血症

当使用高渗透析液增加超滤时，腹膜对钠的筛孔效应可能会引起高钠血症。随着透析液停留时间的延长和超滤的下降，血清中的钠会逐渐向透析液中扩散以纠正高钠血症。但对于腹腔停留时间较短的全自动腹膜透析来说，高钠血症是很难被纠正的。对于一些低转运的患者，由于超滤作用明显，而扩散作用较弱，也容易发生高钠血症。因此，对于这类患者，应慎重使用此法。

（五）低钾血症 / 高钾血症

标准的腹膜透析液不含钾。在透析期间，钾主要通过扩散和对流来转运。经过 4 ~ 6 小时的交换后，透析液中钾的含量通常与血钾相似。在肾衰竭患者中，胃肠道分泌的钾增加。通常只有拒绝腹膜透析或摄入过量钾的患者才会出现高钾血症。但是也有报道有 10% ~ 30% 的 CAPD 患者中会出现低钾血症。这些患者通常营养状况都很差，但大部分人可以通过调整饮食来纠正低钾血症。对于血钾持续低于 3 mmol/L 的患者来说，必须给予口服钾剂治疗或在腹膜透析液中加入氯化钾（通常是 2 ~ 4 mmol/L）。

参考文献

[1] 曹芳,李红.慢性肾病与腹膜透析护理[M].北京:化学工业出版社,2018.

[2] 曹伟波.临床肾内科疾病诊治与血液净化[M].哈尔滨:黑龙江科学技术出版社,2021.

[3] 陈静,周轶鹏,王晓宇.心理干预在血液净化护理中的应用价值[J].心理月刊,2021,16(17):87-88.

[4] 陈育青,Bernard Canaud.血液透析滤过的技术及应用现状[J].中国血液净化,2021,20(10):649-653.

[5] 翟丽,张聪,何雯雯.实用血液净化技术及护理[M].北京:科学出版社,2018.

[6] 范玉娟,蔚雪,赵婷婷.血液净化中心护理安全管理因素以及防范对策分析[J].当代临床医刊,2021,34(5):40-41.

[7] 龚烨,唐利群.心理护理在血液净化护理中的应用[J].中外医疗,2021,40(30):136-140.

[8] 郝旭阳,张丽红,王玉柱.血液透析血管通路建立与维护新技术[J].肾脏病与透析肾移植杂志,2022,31(6):590-594.

[9] 何强,金其庄.血液净化血管通路建立与维护[M].北京:人民卫生出版社,2019.

[10] 李欣慧.营养支持和护理在急性肾小球肾炎患者中的应用效果[J].中国医药指南,2022,20(29):18-21.

[11] 刘俊铎.血液净化治疗基本原理及治疗方式的选择[J].实用器官移植电子杂志,2020,8(4):286.

[12] 刘延卫,张安新,刘和国.新编肾脏内科诊治学及血液净化[M].哈尔滨:黑龙江科学技术出版社,2018.

[13] 冉梦晓,陈辉,郑浩天.枸橼酸局部抗凝技术在血液透析中的应用进展[J].中国医药,2021,16(7):1113-1116.

[14] 沈霞,刘云,刘秉成,等.血液净化治疗护理学[M].北京:科学出版社,2018.

[15] 孙世澜,余毅,张燕林.血液净化新理论新技术[M].郑州:河南科学技术出版社,2017.

[16] 唐丽艳,杨定平.腹膜透析相关并发症及防治研究进展[J].疑难病杂志,2021,20(12):1292-1296.

[17] 唐利群,卿伟,张真,等.血液净化常见操作流程及评价[M].天津:天津科学技术出版社,2019.

[18] 万静芳,陈客宏.腹膜透析腹膜纤维化防治研究进展[J].实用医学杂志,2022,38(10):1286-1291.

[19] 王锋.临床肾脏病学与血液净化技术[M].天津:天津科学技术出版社,2018.

[20] 王丽.临床血液透析血管通路技术[M].天津:天津科学技术出版社,2019.

[21] 王莎.肾脏内科疾病诊疗与血液净化[M].北京:科学技术文献出版社,2018.

[22] 王晓宇,周祥,何静,等.透析病人动静脉内瘘近端静脉流出道狭窄的发生率及影响因素分析[J].全科护理,2023,21(1):111-114.

[23] 王玉柱,张丽红.血液净化发展史——血管通路[J].中国血液净化,2019,18(8):513-516.

[24] 吴方云.肾病及血液净化技术临床护理[M].长春:吉林科学技术出版社,2019.

[25] 吴慧杰,肖朝霞,朱竞,等.血液净化护理技术与管理[M].哈尔滨:黑龙江科学技术出版社,2018.

[26] 席敦香.实用血液净化护理[M].长春:吉林科学技术出版社,2019.

[27] 辛丽丽.腹膜透析患者心理现状分析及初步干预研究[D].青岛:青岛大学,2022.

[28] 尹红粉,陈雯,张玉孟,等.血液透析患者导管相关性血流感染危险因素分析及防治新技术研究进展[J].

赣南医学院学报 ,2022,42（9）：991–996+1002.

[29] 于凯江 , 李文雄 . 急性肾损伤与血液净化 [M]. 北京：人民卫生出版社 ,2018.

[30] 于茜 , 周建辉 , 赵小淋 , 等 . 血液净化膜材料的临床发展 [J]. 中华肾病研究电子杂志 ,2021,10（2）：103–108.

[31] 张玉涵 . 血液净化护理中运用心理干预的效果探讨 [J]. 心理月刊 ,2021,16（8）：215–216.